精神障害を哲学する

分類から対話へ

石原孝二 著

東京大学出版会

Philosophy of Mental Disorder
From Classification to Dialogue
Kohji ISHIHARA
University of Tokyo Press, 2018
ISBN 978-4-13-010137-0

はじめに

本書は精神障害（mental disorder＝精神疾患）を「哲学する」こと、つまり、精神障害の意味を問い直すことを目的としている[1]。精神は私たちにとって身近に感じられるものであると同時に、謎めいたものである。精神が謎めいている以上、精神障害もまた謎めいたものであろう。しかし精神障害を謎めいたものにしているのは、精神の不可解さだけではない。精神障害は、医学、ケア、福祉、司法など、様々な場面において多様な捉え方をされるものであり、一義的な理解を得ることが難しい概念である。他方で、精神障害を理解可能なものにしようという努力も続けられてきた。その代表的なアプローチは精神障害を身体の疾病と同列に扱おうとする「医学モデル」であろう。しかし、本書でも確認していくように、事はそう簡単には運ばない。

精神障害の意味を問い直すということは、精神障害を対象とする精神医学という実践を問い直すということでもある。精神医学は、比較的早い段階から医学の専門分野として分化したにもかかわらず、医学の他分野と比較して「遅れている」とみなされてきた。精神医学は本当に遅れているのだろうか。それとも他の医学分野とは異なったあり方をしているものなのだろうか。本書では精神障害の概念規定と分類の歴史を確認しながら、精神医学とはどのような実践なのかを問うとともに、精神科医療における対話的アプローチや当事者による運動、そしてまた当事者研究が精神医学と精神科医療にとってどのような意義をもつのかを検討していく。

精神医学は歴史的に精神障害の分類に力を注いできたが、現在にいたるまで妥当な分類に到達したとは言い難い状況にある。精神的な症状を呈する様々なものが精神障害と呼ばれ、その分類の統一的な原理を見出すことは難しい。また、「統合失調症」などの個々の精神障害の内部にも多様性が認められ、同じ診断名がついていても、その症状や予後は様々である。本書では、疾病（disease）と精神障害との区別をめぐる歴史的な経緯などを確認しながら、分類の試みの背景にある精神障害の概念を明確化していく。しかし、本書はそのことによって精神障害の妥当な分類体系を作成することに寄与することを目指しているわけではない。むしろ妥当な分類体系を作成することの困難さが、精神障害の概念を明確化することによって浮かび上がることになるだろう。

精神障害の妥当な分類を行い、その原因やメカニズムの解明を進めるというモデルが行き詰まりを見せる現在、当事者のニーズに対応するための体系的な知識とスキルとして、精神医学と精神科医療を再編し直すという必要に迫られているのではないだろうか。精神医学の歴史は、精神障害をもつ人たちの権利が次第に回復されていく過程でもあった。精神病院への隔離が治療の前提とされていた考え方から、地域精神医療へと、精神科医療の考え方が変化していった。近年では当事者の経験や意味づけを重視するリカバリーの思想が広まりつつあり、医療サービスや医学的研究への当事者の参加も進められている。精神科医療において、診断名を重視するのではなく、当事者のニーズや問題の捉え方に焦点を合わせる対話的アプローチも展開されてきた。対話的アプローチや当事者による運動、そして当事者研究は、そうした精神医学と精神科医療の再編へと向けた動きと考えることができるだろう。本書で確認するように、精神科医療における対話的アプローチは、治療プロセスにおけるセラピストとクライアント（当事者）の関係性と知のあり方の根本的な転換を迫るものである。他方、当事者による運動と当事者研究は、治療的な文脈とは少し離れたところから、精神障害の経験に関する新たな見方を提示するものであり、そのようにして生み出される捉え方や知識は、精神医学の専門知や研究手法にも影響を与えつつある。

本書の副題「分類から対話へ」は、精神障害の客観的な分類を重視してきた近代の精神医学から、今日における、精神医学と精神科医療における対話を重視する方向性への変化を指している。現時点において、精神科医療における対話的アプローチが精神科医療に占める位置はわずかなものであり、当事者運動や当事者研究が精神障害の捉え方に与えるインパクトもごく限定的なものにとどまっている。しかし、治療プロセスと研究プロセスにおいて当事者との対話の重要性が増していくという方向性は、揺るぎないものだろう。精神障害の分類自体がなくなっていくということはないだろうが、その位置づけは、大きく変わっていくものと思われる。分類を行うことが優先されるのではなく、当事者との対話プロセスにおいてその分類がどのような意味をもつのかが問われることとなっていくだろう。本書は、そうした転換の端緒を示すことを試みたものである。

本書の概要は以下の通りである。

第I部「狂気と精神医学の哲学」では、狂気と哲学の関係を扱うとともに、近代における精神医学の成立と精神医学の特異性などについて論じる。第1章「狂気と理性」では、近代の精神医学成立以前において、哲学的な思考が狂気をどのように扱ってきたのかを論じている。「共通感覚」の概念を軸に、古代のストア学派やキケロ、近代のデカルトやロック、そしてカントが狂気に対してどのような態度をとってきたのかが確認される。第2章「近代の疾病概念と精神医学の成立」は、近代の疾病概念を明確化するとともに、精神医学が常に「遅れている」とみなされるのはなぜか、という問いに対する答えを探っていく。第3章「生物学的アプローチと精神病理学」では、一九世紀における脳機能局在論の展開を確認するとともに、フロイト、ベルクソン、フッサール、ヤスパースの反応を紹介する。また、生物学的なアプローチとは異なった方向を試みたものとして、ヤスパースの精神病理学と現象学的精神病理学を検討し、その限界についても確認する。さらに二〇世紀中頃における向精神薬の登場が精神障害の捉え方に与えた影響についても検討を行う。

第II部「精神障害の概念と分類」は、現代の精神障害の概念と分類を歴史的・哲学的な観点から論じる。第4章「認知症、統合失調症、自閉症の系譜学」では、現代の精神医学において重要な障害となってきた認知症、統合失調症と自閉症の概念史を確認する。第5章「DSMとICD――精神障害を分類する試みの概念史」では、DSMの作成やICD-6における精神障害に関する章の導入や、DSM-IIIにおける記述的アプローチの意味、DSM-5におけるディメンジョナル・アプローチの導入をめぐる経緯などを確認する。また、ＤＳＭ／ＩＣＤの分類枠組みを放棄し、ゼロから分類を作り直す試みとしてのＲＤｏＣプロジェクトの考え方についても紹介する。第6章「精神障害の哲学――自然種と「有害な機能不全」モデル」では、精神障害と「自然種」の関係をめぐる哲学的議論を検討するとともに、精神障害を「有害」な「機能不全」とみなそうとするウェイクフィールドのモデルについて論じる。第7章「同性愛と精神障害の概念」では、一九六〇年代～七〇年代の同性愛をめぐる論争が現在のＤＳＭにおける精神障害の定義に直接的な影響を与えていることを確認していく。またＤＳＭにおける精神障害の定義に含まれている様々な条件を整理することを試みている。

第III部「地域精神医療と当事者」は、二〇世紀後半以降における地域精神医療や対話的アプローチの展開と当事者による運動や当事者研究の意義について検討している。第8章「地域精神医療と対話的アプローチ」では、現在の精神医学で広く受け入れられている「生物・心理・社会」モデルの意味を再検討するとともに、脱施設化と地域精神医療への移行の背景を確認する。また、イタリアのトリエステモデルとフィンランドのオープンダイアローグ・アプローチを、地域精神医療と当事者主体が徹底されたアプローチなどとして提示しながら、これらを「対話的アプローチ」として特徴づけ、対話的アプローチが精神科医療にとってもつ意義を検討する。第9章「当事者による活動」では、一九世紀のイングランドに始まる当事者による運動の歴史を概観し、ピアサポート・セルフヘルプの運動と思想、consumer/survivor 運動、リカバリー思想について確認を行う。第10章「当事者研究のインパクト」は、日本で展開されてきた当事者研究を取り上げる。当事者運動や認知行動療法・ＳＳＴ

（ソーシャル・スキルズ・トレーニング）やフランクルの思想など、当事者研究に影響を与えた思想や技法との違いも確認しながら、現象学との関係も論じ、当事者研究の意義を検討していく。

終章では、第I部から第III部までの議論を踏まえて、精神障害の概念と精神医学の実践をどのように捉えるべきかについて、考察する。

目次

第III部　地域精神医療と当事者

第Ⅰ部　狂気と精神医学の哲学

第1章　狂気と理性

第2章第7節で詳しくみるように、近代の精神医学は一八世紀末から一九世紀前半にかけて成立したものと考えることができる。この時期に、精神障害を対象とした、医学・医療の一分野としての精神医学の基礎が据えられたのである。しかしもちろん、精神障害はそれ以前にも医療や人々の関心の対象となってきた。第1章では、精神医学の成立以前の西洋において、精神障害がどのように語られてきたのかについて、特に哲学との関係という視点からまとめておくことにしたい。

1　古代のギリシアとローマにおける狂気と哲学

狂気を表現する語彙《ごい》は古くから存在してきた。ヨーロッパでは、古代ギリシア時代以来、メランコリア（メランコリー）とマニアという言葉が広く使われてきた。メランコリアは「黒胆汁《こくたんじゅう》」に由来する言葉であり、人間の健康と病気は四種類の体液（血液、粘液、黄胆汁《おうたんじゅう》、黒胆汁）の状態によって決まるという、古代のヒポクラテス学派などによって受け入れられていた四体液説を背景としている(1)。メランコリアが身体的な要因による狂気を示す言葉として使われていたのに対して、マニアは狂気一般を指す言葉として使われてきた。古代・中世のヨーロッパではさらに、フレニティス（譫妄《せんもう》）やレータルギア（倦怠《けんたい》）などが狂気の種類を示す言葉として用いられていたが、これらの言葉が指す状態はそれぞれ漠然と区別されていたものの、体系的な分類がなされていたわけではない(2)。

紀元前五世紀の終わりから四世紀の初め頃に成立し、ヒポクラテスの弟子によって書かれたと考えられている「神聖病について」というテクストは、狂気の原因を、粘液と胆汁による脳の異常に求めている。「神聖病」とは癲癇《てんかん》性の疾病を指し、この名称自体が、癲癇性の疾病が何か神秘的なものとして捉えられていたことを示唆しているが、このテクストの著者は、「神聖病」や狂気一般についても脳の異常によって説明しようとする。

> 脳の異常は粘液と胆汁によっておこる。それぞれの症例はつぎのように区別される。すなわち、粘液によって発狂する者は静かで、叫んだりわめいたりすることはないが、胆汁によって発狂する者はどなったり、危害を及ぼしたり、じっとしていなかったり、常に何か不都合なことをする。狂気の状態が続く人の場合には、それらのいずれかが原因である。けれども不安や恐怖がみられるようなら脳の変化が原因である。脳は熱せられて変化する。すなわち、胆汁が体から血管を通って脳に押し寄せるとき、この胆汁によって熱せられるのである。（Hippocrates［1923］2006: XIII; 邦訳 129）

ヒポクラテス学派は病気の原因を一般に、体液のバランスの崩れに帰し、季節の変化、食餌《しょくじ》や空気による体液の過多や過少、体液の滞留による身体の部位の変化などによって、様々な病気を説明しようとしていた（Hoppocrates 1931; 大槻 1988: 457）。「神聖病について」は、狂気を他の病気と同じモデルで説明しようとしたものなのである。

他方古代ギリシア・ローマのストア派の哲学者たちやキケロは、身体に原因をもつ狂気と誰もがもつ一般的な狂気を区別しながら、狂気の治療に哲学が役に立つのだろうかという問題を考えていた(3)。古代ローマのセネカが紹介するところによれば、古代ギリシアのストア派の哲学者アリストンは次のような考えをもっていた（なおアリストンの原典は現代には伝わっていない）。

一般的な狂気と医療の対象となるような狂気との間には、後者が病気によるものであるのに対して、前者は間違った意見によるものであるという点を除いて、違いはない。一方は、狂乱の原因は、病気に求めることができるが、他方の狂乱の原因は、魂の病的な状態に求めることができる。……〔病気に由来する狂気の場合、〕黒胆汁を治療し、狂気の本質的な原因を取り除かなければならない。魂の狂気の場合にも、同じことがなされなければならない。（Seneca 1962: 94.17）

アリストンのこの考えは、哲学の原理だけが重要なのか、個別的な教えも重要なのかという問題に関わるものである。アリストンは、一般的な狂気と「病気」に由来する狂気を区別しつつ、どちらの場合でも、まず狂気の原因を取り除く必要があり、狂気に対しては、個別の教えは役に立たないと考えていた（Ibid.: 94.36）。セネカ自身はアリストンのこうした考え方を批判し、哲学の個別的な「教え」がもつ効果を強調する。「教えが狂気には何の役にも立たない」ということは間違いであり、「叱ることも戒めることも狂気を抑制する」とセネカは主張する（Ibid.: 94.35）。もっともセネカは、教えが通用するのは「精神の錯乱はあるものの、その喪失はない場合」であるという限定をつけている（Ibid.）。なおセネカも、あるテクストでは次のように述べて、一般的な狂気と医療の対象となるような狂気をはっきりと区別している（Ahonen 2014: 106）。「人はみな狂っていると私たちは言うが、すべての人にヘラボラス〔下剤として使われていた薬草〕を処方するわけではない。私たちが狂っていると呼ぶ人〔つまり、一般的な狂気を有している人〕に対しても、私たちは投票権と裁判権を与えている」（Ibid.: 2.35.2）。

　セネカよりも少し前に活躍したキケロはより明瞭に、狂気（魂の病気）の治療における哲学の役割を強調していた。キケロによれば、魂の病気は身体の病よりも危険なものであるが、治療できないものではない。そして魂の病気にとっての治療法となるのが哲学にほかならない（Cicero 1966: III.iii.5）。キケロの思想は一般にストア派や逍遥《しょうよう》学派（アリストテレス主義）などを取り入れた折衷主義的なものとされるが、狂気に関する捉え方は、ストア派から強く影響を受けている。ストア派の有名な考え方に、「すべての人は狂人である」というものがある。ストア派によれば、賢人は非理性的な情動によって影響を受けることはないが、賢人ならぬ私たちは、非理性的な情動の影響を免れることはできない（Cf. Ahonen 2014: 5.2）。キケロは、賢人ではないすべての人が狂人であるという考え自体は退けながらも（Cicero 1966: IV.xxiv.54）、賢人が狂気を免れていることを認めている。ただし、キケロはアリストンやセネカと同様に、身体に基盤をもつ狂気と一般的な狂気を区別した上で、賢人は、一般的な狂気からは免れているが、身体に基盤をもつ狂気を免れることはないとしている。「〔身体に基盤をもつ〕狂乱（furor）は賢人にも起こりうるが、狂気（insania）は賢人には起こりえない」（Ibid.: III.v.11）。

キケロは、魂の病気としての狂気は、「苦悩（aegritudo）」や「情動（perturbatio＝混乱）」一般にその根をもつと考えていた。観念と判断、自由意志によってもたらされる苦悩や情動は、理性からの逸脱であり、哲学が狂気を治療できるのは、哲学が「理性の集合体」だからなのである（Ibid.: IV.xxxviii.84）。プラトンは、魂が真に劣悪な場合には、治療は不可能であると考えていたが[4]、キケロは、魂は魂自身を治療することができると考える。「魂は診断すべき魂そのものが病んでいる時に自分自身に診断を下すしかない」（Ibid.: III.i.1）のであり、その治療は、「身体の病の場合のように外部から行われるのではなく、われわれ自身が全身全霊を込めてわれわれ自身を癒すために行うべきものである」（Ibid.: III.iii.6）。

2　共通感覚の概念

前節で述べたように、古代のストア派は、身体に基盤をもつ狂気と一般的な狂気を区別し、キケロは、哲学こそが魂の病気としての狂気の治療法であると考えていた。魂の病気としての狂気は、理性からの離反によって生じる苦悩が原因なのだから、理性の集合体としての哲学が、狂気を治療することができると考えたのである。

近代において、古代のストア派やキケロに近い考え方を示しているのはロックであった。興味深いことに、ロックは理性からの離反を、共通感覚からの離反であるとも考えている。「理性」からの離反が「感覚」からの離反であるとはいったいどういうことなのだろうか。

一方カントは精神障害を共通感覚の障害とみなし、そのことによって、精神障害をもつ人たちを共通の世界から排除している(5)。この排除は、哲学が狂気の治療にとって無力であるという宣言でもある。「共通感覚」は、狂気（精神障害）と哲学の関係を考える上で重要な位置を占めている。以下本章では、カントの「狂気」と「共通感覚」の捉え方の顚末《てんまつ》を中心に扱うことによって、哲学と狂気の関係について検討することにしたい。

本節では、まず共通感覚（sensus communis / common sense）の概念について整理しておこう。この概念は歴史的に様々な意味において使用されてきたが、大きく分けると三つの異なった系譜をもった意味を含んでいる。

（1）　アリストテレスの「共通感覚（κοινὴ αἴσθησις）」。「共通感覚」の概念は一般にアリストテレスに由来するものと考えられているが、その共通感覚概念は謎めいたものである。『魂について』でアリストテレスは次のように述べる。「共通のものについても、それに固有の感覚器官は存在しえない。われわれはそれをそれぞれの感覚能力によって付帯的な仕方で感覚するのである。「共通のもの」とはたとえば、動、静止、形、大きさ、数、〈一〉である」（Aristotle 1956: 425a14-16; 邦訳 126）。他方でこの「共通のもの」は、付帯的な仕方で感覚されるのではないとも述べられている。「共通なものについては、われわれはすでに共通感覚をもっている。それによる感覚は付帯的ではない」（Ibid: 425a27-28; 邦訳 128）。

五感（視覚、聴覚、触覚、味覚、臭覚）の感覚器官はそれぞれ固有の対象をもっている。たとえば、触れることができるものは、触覚によって知覚され、触覚は固有の感覚器官を有している。ところが、「共通のもの」は、対応する固有の感覚器官がない。それにもかかわらず、「共有感覚」において把握されるのである。対応する感覚器官がないにもかかわらず成立する「共通感覚」とはいかなるものなのだろうか。この共通感覚は、個々の感覚器官によって担われるという解釈（個別説）と複数の感覚器官によって共同的に担われるという解釈（共同説）などが可能であるが、どの解釈も決め手がない（中畑 2014）。共通感覚がいかにして可能になるのか、共通感覚と五感はどのような関係にあるのかは、結局謎めいたままである。

（2）　内的知覚能力としての共通感覚。アリストテレス自身は曖昧なままに提示した共通感覚は、後世においては、独立した一つの能力として捉えられていった。一一世紀に活躍した中世のイスラムの医学者であり哲学者イブン・シーナー（アヴィケンナ）による共通感覚の理解はその一つの例である。

アリストテレスは、「共通感覚」そのものに関心があったというよりは、五感の直接の対象とはならない「共通のもの」のほうにむしろ関心があり、そのために、共通感覚の位置づけは謎めいたものとなってしまったようにも思える。イブン・シーナーは、共通感覚を内部感覚として明確に位置づける一方で、「共通のもの」を知覚する感覚能力としての共通感覚能力の存在は否定している。「共通感覚は、実際には、共通の感覚対象に対して一つの共通感覚があると考えた者が説いたようなものではなく、共通感覚は、すべての感覚対象がそこに届けられる能力である」（イブン・シーナー 2012: 191）。共通感覚は、内部感覚の一つとして、外部感覚である五感をとりまとめる機能を有するものであり、その能力は脳の空洞（脳室）に局在化されている(6)。

> 動物の内部知覚能力の一つにファンタシアの能力、すなわち共通感覚があるが、これは脳の第一空洞に配置された能力であり、そこに届けられる、五感に押印されたすべての形をみずから受け入れる。さらに想像力と形相化能力があるが、これもまた脳の全部空洞の端に配置された能力であり、共通感覚が五つの個別的な感覚から受け入れたもので、それらの感覚対象が消滅した後も共通感覚の中に残っているものを保存する。（Ibid.: 53）

視覚能力は、共通感覚から流出してくるとはいえ、共通感覚とは別物であり、共通感覚が視覚能力を統御している。なぜなら視覚能力は見ることはしても、聴くことも、嗅ぐことも、触れることも、味わうこともないが、共通感覚能力という能力は、君が学ぶことになるように、見、聴き、嗅ぎ、触れ、味わうのである。（Ibid.: 178）

現代的な表現で言えば、外部感覚としての五感は、対象の一断面を捉えるに過ぎない。内部感覚としての共通感覚は、外部感覚から入力される情報をとりまとめ、持続的で多様な側面をみせる対象を捉えることを可能にする能力である。このようにして、イブン・シーナーにおいては、共通感覚は、持続的な対象を把握する上で不可欠な能力として位置づけられている。このような考え方はデカルトにも継承され、デカルトは脳内の松果腺を共通感覚の座だと述べている（Descartes［1662］1996c: 176）[7]。

（3）　修辞学の伝統における共通感覚。アリストテレスとイブン・シーナーの共通感覚においては、知覚としての感覚が問題になっていたが、共通感覚にはもう一つ全く別の系譜がある。古代ローマ以来の修辞学において重視されていたものとしての「共通感覚」である。中村（［1979］2000）は、この意味での共通感覚の起源はキケロに求めることができるとしている。

キケロは『弁論家について』で次のように述べている。

他の学術の研究対象は幽遠にして深奥な源泉から汲《く》み出されるのに対して、弁論の理法のすべては、言わば衆人環視のもとに置かれ、万人共通のある慣習、一般民衆の言辞や言説にかかわるものであり、したがって、他の学術にあっては、門外漢の感覚や知性の及ばないはるか遠くかけ離れたものであればあるほど卓越したものとみなされるのに対して、弁論の分野にあっては、大衆の言論から乖離《かいり》し、万人の常識〔共通の感覚 communis sensus〕に基づく慣行から逸脱することは、まさしく最大の過失とみなされる。(Cicero 1967: I.iii.12)

学術一般においては、一般的な水準を超えることが求められるのに対して、修辞学(弁論術)では普通の人々に分かる言葉を使い、慣れ親しんだ慣習に沿うことによって、人々を説得することが求められるのである。

キケロの現存するテクストの中で共通感覚について述べられているのはおそらくこの箇所だけであり(中村［1979］2000)、キケロが共通感覚をどのような意味で用いていたのかということを確定することは難しいが、ここでは、慣習や日常的な言語などを介して民衆の間で獲得され、共有された「感覚」を指すものと考えておきたい。このような意味での共通感覚もまた、後世においては、能力化されていく傾向を見出すことができる。古代ローマの修辞学を復活させた一八世紀の人文主義者のヴィーコは共通感覚について次のように述べている。

共通感覚とは、ある階級全体、ある都市民全体、ある国民全体、あるいは人類全体によって共有されている、なんらの反省をもともなっていない判断のことである。(ヴィーコ［1744］2007: 124)

互いに相手のことを知らないでいる諸民族すべてのもとで生まれた一様な観念には、ある一つの共通の真理動機が含まれているにちがいない。／この公理は、人類の共通感覚が万人の自然法についての確実なるものを定義するために神の摂理によって諸国民に教示された基準であることを確定する一大原理である。（Ibid.）

ヴィーコにおいて、共通感覚が「反省によらない判断」であるとされていることと、共通感覚が人類に共通であり、真理の基準であることが強調されていることに注目しておきたい。修辞学の伝統の中では、「共通感覚」は、論理学や論理的な推論と対比的に語られてきた（中村［1979］2000）が、ヴィーコは特に、「共通感覚」を「学者のうぬぼれ」と対比的に語っている。この文脈での共通感覚とは、論理的な推論のように手続きを踏んで行われるものではなく、直観的に判断を生成する能力である。そうだとすれば、共通感覚が与える判断は根拠づけることのできないものであろう。それにもかかわらず、その判断は人類全体によって共有されるはずのものであるとされる。共通感覚が人類共通のものだからである。

以上みてきたように、共通感覚は、異なった三つの系譜を背景にした概念である。（1）のアリストテレスの共通感覚と（2）のイブン・シーナーの内部感覚としての共通感覚の間には一定のつながりがあるが、（1）・（2）と（3）の修辞学の伝統における共通感覚は全く別物と考えるべきであろう。ところで、カントは、共通感覚と精神障害と結びつけて論じているが、以下で詳述するように、実はカントは共通感覚に、上述の三つの意味とも異なった第四の意味を付与している。カントの共通感覚の理解は、啓蒙主義と密接に関係しているものであり、啓蒙主義における狂気の扱いという観点から理解するべきものである。以下では、近代啓蒙主義における哲学と狂気との関係から議論を始め、カントの共通感覚の概念へといたることによって、共通感覚と精神障害の関係を検討していくことにしたい。

3　狂気と理性の他者

ベーメ兄弟はデカルトからカントにいたるまでの近代の意識哲学が、非理性的なものを排除することによって展開されてきたことを指摘している（Böhme & Böhme［1983］1985: 17）。しかしこの「非理性的なもの」に果たして「狂気」が含まれるかどうかはなかなか難しい問題である。理性的批判としての哲学はそもそも狂気を扱うことができるか、ということがそもそも問われなければならない。

この問題に関連する議論として、フーコーとデリダの間で交わされた有名なやりとりがある。(8)まずフーコーは『狂気の歴史』で、デカルトの『省察』（Descartes［1642］1996a）の懐疑は狂気を排除することによって可能になっていると主張する。

デカルトは、夢や錯誤の可能性を避けるのと同じようには、狂気（folie）のもつ危険を避けたり

はしない。(Foucault [1961] 2001: 67; 邦訳 65)
人は、自分が狂人であるとは、思考によってであれ、想定することはできない。まさしく狂気は思考の成立を不可能にする条件だからである。……夢想とか錯覚は、真理の構造そのもののなかで征服されるのに反して、狂気は、懐疑する主体によって排除されているのである。(Ibid.: 68-69; 邦訳 66)

夢や錯覚が真理の構造において思考する主体によって克服されるべきものであるのに対して、狂気はそのようにして克服される必要はない。狂気は思考する主体を不可能にするものであり、思考が成立していることによって狂気はすでに排除されているからである。フーコーはこの狂気の「排除」を、一七世紀における非理性の追放という歴史的な転換を示すものであるとする。デカルトの『省察』が出版されたのは一六四二年であるが、フーコーが狂気の排除・監禁の象徴的な出来事として挙げているフランスにおける「一般施療院」の開設の布告が一六七六年のことである。

一六世紀の〈非=理性〉は、一種の開かれた危険を形づくっていて、その威嚇はつねに、すくなくとも権利においては主体性と真理との関係を危うくする可能性をもっていた。だが、デカルト的懐疑の道程が証拠立てていると思われるのは、一七世紀になると、そうした危険はとりのぞかれて、狂気は、主体が真理を求める権利を保有しているとされるその帰属領域、つまり古典主義

的思考にとって理性そのものである領域のそとに置かれるということである。（Ibid.: 69-70; 邦訳 67）

フーコーのこうしたデカルト解釈に対して、デリダ（Derrida［1967］1979）は詳細な批判を加えている。デリダの議論は錯綜《さくそう》しているが、まとめると以下のようになるだろう。（1）デカルトは夢の生起の可能性を「真理の構造のなかで」乗り越えてはいないし、全面的誤謬《ごびゅう》の可能性は斥《しりぞ》けられてはいない。（2）デカルトにとって、狂気は感性的錯覚の一つの例に過ぎず、狂気よりも夢のほうが認識論的により重大な誤謬の可能性を含んでいる。（3）デカルトの「コギト」の価値は狂気のただ中においても失われることはない。

デカルトのテクストは、フーコーの読みとデリダの読みの双方を許容するものだろう。確かにデカルトは懐疑する主体が狂人である可能性を論証抜きで排除しているが、他方で、われわれ誰もが経験する「夢」という、狂気よりもより普遍的で重大な問題に移行するためであると考えることもできる。いずれにしても、（デリダが指摘するように）『省察』においてはそもそも狂気が理性的批判の対象となっていないことは確かである。懐疑する主体の存立を不可能にするものとして慎重に排除されているにせよ、感性的錯覚の一つの例として、重視されていなかったにせよ、デカルトは狂気を正面から論じていない。

4　ロックと共通感覚

デカルトが狂気の問題をほとんど論じていないのに対して、ロックは狂気と理性の関係について論じている。『人間知性論』の第2巻第11章では以下のように述べられる。

白痴（idiots）と狂人（mad men）には違いがある。狂人が観念を間違って集め合わせ、間違った命題を作り上げるが、そこから正しく推論を行うのに対して、白痴は命題をほとんどもしくは全く作らないし、ほとんど推論を行うことがない。（Locke［1700］1979: 2.11.13）

白痴が理性（reason）と推論（reasoning）の能力を欠いているのに対して、狂人は推論の能力に問題はない。狂気は観念の間違った結合に由来するものであり、そのような狂気を完全に免れている人間はほんどいない(9)。ここでは、狂気と理性は対比的には捉えられていない。

ところが、第4版（1700）でつけ加えられた第2巻第33章「観念の連合について」では、狂気は「反理性」であることが強調されている。「私がそれを狂気というような不快な名前で呼ぶことは、理性（reason）の反対がその名に相応しく、また実際に狂気であると考えられている限り、許されるであろう。それから全く自由であるような人間は珍しい……」（Ibid.: 2.33.4）。狂気が観念の連合に由来するという考え方は変わっていないが、ここでは観念の習慣による連合が理性の働きを妨げるのだと主張される。

かくして理性を捕らえ、共通感覚（common sense）から誠実な人間の目をそらせて導くものを検討してみれば、そこには、われわれがここで述べていることが見出される。互いに関連のない、独立した観念が、教育や習慣により、また党派が繰り返し主張することにより、心の中で結び合わされ、常に一緒に現れることになるのである。（Ibid.: 2.33.18）

ロックはこうした観念の自然でない、間違った連合が哲学や宗教における「融和できない対立」をもたらすものだと考える。理性は本来観念の自然な連合に従うことによって、意見の一致をみるはずなのに、慣習や教育という理性の働きを阻害する要因が介在することによって、われわれの心は「共通感覚」から離反してしまうのである。ロックは「共通感覚」の定義を与えていないが、人類に共通する自然な判断力というような意味で使っている（『統治二論』（Locke［1690］1988）ではそうした用法が多くみられる）[10]。

5　カントによる「あたまの病気」の分類の試み

ロックの考え方に従えば、「共通感覚」からの離反が理性的な判断を狂わせ、哲学的・宗教的な対立の原因となっているのであり、そうした「頑固さ（obstinacy）」（Locke［1700］1979: 2.33.2）は、狂気と一続きのものである。狂気は、誰もがもつ理性の働きの歪《ゆが》みから生じるものなのであり、理性的な対話を通して合意へといたるプロセスを阻む人間の性質の極端な現れなのである。しかしロックにおいては、こうした捉え方はそれほどはっきりと打ち出されているわけではない。この関係を明確に示したのがカントである。以下第9節までそのことを確認していくことにしたい。

カントの「狂気」に対する態度を確認する上で重要なテクストは三つある。一七八一年に出版されたカントの主著『純粋理性批判』（第1版）以前（いわゆる「前批判期」）に匿名で出版された二つのテキスト「あたまの病気についての試論」（1764）と『視霊者の夢』（1766）、そして、晩年に出版された『実用的見地における人間学』（1798/1800）の三つである。

まず「あたまの病気についての試論」についてみておくことにしよう。この小論の論旨は必ずしも明確ではないが、精神障害を哲学的に分類することによって、その治療になにがしかの貢献ができないかを探ろうとしたものとして、興味深いものである。カントはこの論文のねらいについて次のように述べている。

> それゆえ、病気に名前をつけることで患者に十分な効果があったとみなしている医者の方法を模倣すること以上のやり方は私には思い付かない。そこで私は、あたまの麻痺《まひ》した愚鈍（Blödsinnigkeit）からあたまの痙攣《けいれん》した癲狂《てんきょう》（Tollheit）にいたるまでのあたまの欠陥（Gebrechen des Kopfes）の簡単な一覧表を作成しようと思う。（Kant［1764］1977a: 888; 邦訳 388）

カントはまず「あたまの欠陥」を「愚鈍」と「障害された心（das gestörte Gemüt 以下、「心の障害」とする）」に分けている。「愚鈍」は「無能力の病気」であり、理性や感覚一般の能力を欠くものとされる。他方、「心の障害」は「倒錯の病気」である。ここでのカントの関心は「たいていは治らない」愚鈍ではなく、「心の障害」へと向かう。

カントによればこの心の障害はVerrückung、Wahnsinn、Wahnwitzの三つに区分される。Verrückungは現実と幻想の区別がつかなくなっている状態であり、「感性（Sinn）」の障害であるとも言えるものである。他方、WahnsinnとWahnwitzは正しい経験から倒錯した判断を下す「悟性の障害（Störung）」である（Ibid.: 897; 邦訳 399）。この悟性の障害のうち、Wahnsinnはその最初の段階であるのに対し、Wahnwitzは「無秩序におちいった理性」であるとされる。カントはこの三つの基本的な障害の段階や相互の結びつきや「激情」との結びつきによって、ヒポコンデリー、メランコリー、躁狂《そうきょう》（Tobsucht）、狂暴（Raserei）などの様々な障害を分類していくことを試みている。

このような分類は精神障害の治療にとってどのような意義があるのだろうか。Verrückung（感性の障害）に陥っている人は「誤った表象から正しく推論する人」であるのに対し、悟性の障害に陥っている人は「正しい表象からまちがった仕方で推論する人」である。(11)「誤った表象」をもつ人に対しては、理性的な判断を対置させてみることが効果的であるが、「まちがった仕方で推論する人」には、理性的討議は役に立たないばかりか有害でさえある。というのも、そうした理性的討議は、「そのひとたちの倒錯したあたまにばかげたことを生み出す新しい素材を提供するだけだからである」（Ibid.: 900; 邦訳 403）。したがって、両者の区別は、精神障害をもつ人々に対する対応の仕方を考える上で重要であることになる。

しかし、そもそも理性的推論の能力に問題がなく、誤った表象をもつ人に対して理性的判断を対置しても意味がないのではないだろうか。実際カント自身、「幻想にまどわされるような人は、理性的討議によってさえもみずからが感覚と思い込んでいるものの現実性を疑うようになることはけっしてない」とも述べている（Ibid.: 893; 邦訳 395）。理性的討議、つまり、哲学的な思考が治療的意味をもつのは、感性の障害においてなのだろうか。それとも悟性の障害においてなのだろうか。この問いに対する明確な回答をカントは与えていない。

6 感覚の錯覚と理性の欺瞞

匿名で書かれた「あたまの病気についての試論」の二年後に、カントは再び匿名で『視霊者の夢』を出版している。この論文は、ストックホルムの「視霊者」スウェーデンボリの超常体験を吟味することを動機として書かれたものである。スウェーデンボリは、霊魂や死者の魂と交流し、生きている人間には知りえない情報を得ることで有名となっており、一七四九年から一七五六年にかけて八巻の浩瀚《こうかん》な書籍『天界の秘儀』(Swedenborg [1749-56] 2009) を出版していた。『視霊者の夢』は第1部で霊魂は認識不可能であるという議論を展開し、第2部でスウェーデンボリの超常体験や『天界の秘儀』を検討するという構成になっている。この論文がカントの狂気観を確認する上で重要なのは、この論文における視霊体験の排除が狂気の排除によって担保されているからである。そのことはカントの次の文章に示されている。

だから私は、読者が視霊者を、別の世界の半市民 (Halbbürger der andern Welt) とみなしたりせず、はっきり言えば〔精神〕病院に入るべきものとして対処し、それによってさらなる一切の探究から免れるとしても、そのような読者を悪く思いはしない。とはいえ、そのような立場に立ってすべてを考えるならば、霊魂の王国のような大家たちを扱う方法もまた、上に述べた諸概念に従う方法とは大いに異なったものでなければならない。そして昔は、そうした大家たちの幾人かを時には火あぶりにする必要があると思われたが、今ならば、ただ下剤をかけて排泄すればそれで事足りるであろう。（Kant［1766］1977b: 959; 邦訳 274）

視霊者は、かつては抹殺する必要があったが、今では病院に監禁し、治療すべき対象である、とカントは述べる。読者は視霊者を狂人とみなすことによって、視霊者を「市民」として扱い、その発言をまじめに検討する必要性から免除されることができる。カントはなぜそのような結論にいたったのだろうか？

カントがそもそも『視霊者の夢』を執筆したのは、一時期、スウェーデンボリに関心をもち、視霊体験をまじめに検討しようとしたからである（Ibid.: 924; 邦訳 230; 坂部 2006a; 2006b）。しかし『天界の秘儀』を購入し、その内容を検討したカントはスウェーデンボリと視霊体験をまじめに検討しようとしたことに羞恥心《しゅうちしん》を感じる。「われわれは少々恥ずかしく思いながら、愚かしい探究から手を引く」（Ibid.: 981-82; 邦訳 303）。今や、視霊体験について批判的に検討することすらもリスキーな行為である。「私は自分が嘲笑される恐れはまずないと思うが、その理由は〔たとえ〕私がこのような愚かしいこと（仮にそう呼びたければ）に首を突っ込んでも、それでも私は大変優れた大勢の仲間たちの中にいるという事実があるからである。そしてフォントネルもそう信じているように、この事実さえあれば、少なくとも賢くないと思われないために十分なのである」（Ibid.: 969; 邦訳 288）。

愚かではないという保証は、「優れた大勢の仲間たちの中にいる」という事実によってのみもたらされる。視霊体験を論証したり、反駁《はんばく》することはそもそも不可能であり、それをまじめな探究の対象とすること自体が理性を危うくする。視霊体験は「相手にしない」のが最も賢明な対応なのである。視霊体験をもつ人間は、経験の仕方において一様ではなく、われわれと「共通の世界」(Ibid.: 952)をもつことができない。先に引用した「下剤をかけて排泄すればよい」というカントの言葉は、この「共通の世界」をもたない人間を理性的対話の対象から除外することを宣言するものである。スウェーデンボリのように世間に向けて情報を発信している「視霊者」は病院に収容され、公共世界から排除されることになる。

前節では、「あたまの病気についての試論」でカントが「感性」の障害と「悟性」の障害とを区別し、「感性」の障害については理性的討議が役に立たないと考えていたことに触れた。しかしまた、この点に関するカントの態度には不整合があることも指摘しておいた。『視霊者の夢』では、「感性の錯覚(Täuschung der Sinne)」と「理性の欺瞞《ぎまん》(Betrug der Vernunft)」が対置された上で、両者の関係について次のように言われている。「理性の欺瞞の原因はよく知られており、その大部分は、心の能力を自分の意志で調整したり、空《むな》しい好奇心をもっと制限したりすることによって、かなりの程度防げるのに対して、感性の錯覚は、あらゆる判断の究極の根拠にかかわっており、もしその究極の根拠が間違っていたら、論理学の諸規則にはそれに逆らうだけの力はほとんどない」(Ibid.: 974; 邦訳 294-95)。ここでカントは明確に「感性の錯覚」のほうがより深刻な障害であるという立場をとっている。理性の欺瞞については対処方法があるが、感覚の錯覚については対処が困難である。対処が困難な感覚の錯覚については、「相手にしない」ほうが賢明であるということになる。

7　他者の視点の取得と共通感覚

カントはもちろん精神障害をもたない人でも感覚の錯誤がありうることや、個人の経験が多様であることは認めている。カント哲学の課題は多様な経験をもつ人々がいかにして正しく理性を使用することができるのかを示すことにある。カントの「啓蒙とは何か」の冒頭には「啓蒙とは人間が自ら招いた未成年状態から抜け出ることである」(Kant [1784] 1977c: 53; 邦訳 25) という有名な言葉が掲げられているが、「人間が自ら招いた未成年状態から抜け出ること」という表現は『人間学』でも再び使われている (Kant [1800] 1977d: 549; 邦訳 173)。『人間学』では、未成年状態から抜け出すためには「経験という大地のうえを自分の両足で前進する」のでなければならないとされる。とはいえ、経験の仕方は人によって様々であり、「複数の頭が同じ対象を観察する仕方には大きな食い違いが生じる」。そこで、経験の多様性を踏まえた理性的な対話が可能になるための格率として、カントは次の三点を挙げている。(1) 自分で考える、(2) 自分を一人一人の他人の立場に移しかえて考える、(3) 常に自分自身と一致して考える。

「他人の立場に移しかえて考える」という格率はすでに『視霊者の夢』で次のような表現で述べら

れていた。「かつては私は自分の知性の立場からのみ一般的な人間知性を考察した。今は、私は自分を、自分のものではない外部の理性の立場に置いて、私の判断を、その最も内密な諸動機も含めて他者の視点から考察する」(Kant [1766] 1977b: 960; 邦訳 276-77)。この「他者の視点から考察する」ことこそが、「光学的な欺瞞」を防ぐ唯一の方法となるのである[12]。この「他者の視点から考察する」という観点は、精神障害に対するカントの最終的な立場にとって重要な位置を占めるものとなっている。以下ではそのことを確認していくことにしよう。

カントは『人間学』で、再び精神障害の分類を試みている。『人間学』ではまず「心の病気(Gemütskrankheiten)」がヒポコンデリー(心気症)と「心の障害(das gestörte Gemüt / Gemütsströgung)」に分けられ、「心の障害」がさらに細かく分類されていく(Kant [1800] 2000 : §45, 52)(なお『人間学』では、Verrückung(狂気)は「心の障害」と交換可能な語として使われているように思われる)。カントによれば狂気(心の障害)は、Unsinnigkeit(amentia)、Whansinn(dementia)、Wahnwitz(insania)、Aberwitz(vesania)の四つに区分される。Unsinnigkeitとは、経験が可能となるために必要な連関に自分の表象をはめ込むことができない無能力であり、Wahnsinnは構想力が作り出した表象を知覚とみなしてしまう障害である。Wahnwitzは判断力の障害であり、構想力が悟性のように事物を結びつけて普遍的なものを生み出したかのようにふるまう。そしてAberwitzとは、理性の障害による病気で、そこには理性の使用規則に関する無秩序や逸脱のみならず、「積極的な反理性」が存するとされる。そしてカントはAberwitzにおける「反理性」を、「共通感覚[13]」からの離反によって説明している。

しかし、『人間学』においては、「あたまの病気についての試論」とは異なり、狂気の分類にはあまり積極的な意義は与えられていない。カントによれば、「秩序が根本的に壊れ、しかも治る見込みのないものを体系的に分類することは難しい」のであり、また、「こうした試みに力を注いでもあまり益があるとは思えない」。というのも、「この種の分類は当人の悟性使用を通してのみ目的が達せられるのだが、その際（身体的な病気ならたしかに可能なのだが）当人の主観の諸力が協力してくれないので、分類によって何らかの治療を促進しようという意図は無駄に終わってしまうに違いないからである」(Ibid.: §51)。

精神障害の（哲学的な）分類は結局のところ、治療には役に立たないものである。カントは今や精神障害が哲学にとってどのような意味をもっているのかを述べようとする。

狂気（Verrücktheit）にみられる唯一つの普遍的な兆候は、共通感覚（Gemeinsinn; sensus communis）の欠如とそれと入れ代わりに現れる論理的強情（der logische Eigensinn; sensus privatus）であるが、例えば真っ昼間、その場にいる別人には何もみえないのにある人には自分の机の上で光が輝いているのがみえるとか、他人には聞こえない音が聞こえるとかである。これが狂気の兆候といえるのは、われわれの判断が正しいかどうか、それゆえにまたわれわれの悟性が健全かどうかを一般的に吟味する試金石が、われわれが自分の悟性をまた他人の悟性と照らし合わせ、反対に自分の悟性に閉じこもって自分の私的な表象に過ぎないものを基にして公的であるかのような判断を下したりしない、という点に存するからである。それゆえ、単に理論的な意見の表明に当てたに過ぎない著作を発行禁止とすることは……人間性を侮辱するものである。というのは、この措置は、われわれからわれわれの私的な思想を正すための、唯一という訳ではないにしても最大にして最も有効な手段を奪うからであるが、その手段というのは、自分の思想がまた他の人々の悟性と合致するかどうかを知るために、自分の私的な思想を公的に表明することにほかならない。

(Ibid.: §53; 邦訳 158-59)

自分の表象・思想を公の場で表明することこそが、理性的対話にとって不可欠な手続きとなる。「狂気」とはまさにそうした手続きを不可能にするものとして位置づけられている。そしてそうした狂気は、「共通感覚」の欠如に由来するものなのである。

8 狂気と理性的主体

本章でみてきたように、古代ギリシア・ローマの時代からカントにいたるまで、哲学と狂気との関係は錯綜したものであり続けてきた。古代のストア派やキケロは、狂気を情動と結びつけ、理性そのものとしての哲学が狂気の治療に役立ちうると考えていた。近代哲学において、理性的主体と狂気の関係はデカルトによって初めて問いの俎上《そじょう》に載せられたが、デカルト自身は夢における錯誤というより一般的な議論に移行することによって、狂気の問題を正面から扱うことを回避する。他方ロックはすべての人間にみられる理性使用における歪みと狂気との間に連続的な関係をみてとろうとする。こうした立場の帰結は、理性批判としての哲学的な作業が、狂気の治療に何らかの形で役に立つのではないかという想定であろう。しかしロックはその具体的な作業に着手することはなかった。前批判期のカントは「あたまの病気についての試論」で、狂気の分類を通じて、哲学的な議論が狂気の治療に役立ちうることを示唆する。しかし批判哲学を構築したあとのカントの『人間学』は狂気の分類の意義を認めていない。このことは、批判哲学の確立を通じて、カントが狂気を理性批判の対象とすることが可能なものから、理性批判の対象外のものへと移したということを意味していると考えることができる。その動きはすでに『視霊者の夢』で示されている。そして晩年のカントにとって、哲学は狂気に介入すべきではなく、むしろ狂気がいかに自律的な理性を不可能にするのかを示すべきものとなる。啓蒙主義的理性の存立基盤は、狂気ではないことに求められている。その意味では、フーコーがデカルトに読み込もうとした、理性の存立基盤を危うくする狂気の排除への指向は、晩年のカントにおいてこそ読み取られるべきものであろう。カントの批判哲学への歩みは、狂気をその対象から除外していくプロセスと表裏一体なのだと言える(14)。

批判期以前のカントは、狂気の分類を通して哲学が狂気の治療に役立ちうるかどうかを検討しようとしていた。カント自身が「医者にならって」と述べているように、分類への注目は、一八世紀のヨーロッパ医学の分類指向を背景にしたものだろう。一九世紀の医学の専門分化において、精神医学は比較的早い時期に専門分化を実現している。分類体系の作成と「心の治療」の医療技法化、そして両者を支える精神病院の整備などが、精神医学の成立を可能にした出来事である。ちょうどカントが、狂気の治療に哲学を役立てることを断念した頃に、精神医学の基礎が固められていく。精神医学の確立にとって重要な意味をもつ『精神異常もしくはマニーに関する哲学・医学論』(Pinel 1800) をピネルが出版するのは、カントの『人間学』の初版の二年後のことである。

第2章　近代の疾病概念と精神医学の成立
——精神医学はなぜ常に「遅れている」のか

ヒポクラテス学派の時代から近代にいたるまで、西洋の医学は、基本的に体液説の考え方に基づき、四体液（血液、粘液、黄胆汁、黒胆汁）の過不足と滞留、それによる器官への影響によって病気を説明してきた。一七世紀のシデナムの存在論的な疾病概念（疾病は何らかの本質を有し、実体的なものであるという疾病の捉え方）は、それ以降の近代医学に大きな影響を与えたものだが、それ以前の疾病観とも異なっているだけでなく、一九世紀初め以降の局在論的・機能主義的な疾病概念とも異なっている。シデナムの存在論的な疾病概念と後の局在論的・機能主義的な疾病概念は、精神医学の成立と特殊性を考える上で重要なものとなっている。本章の前半、1～5節ではシデナムと近代の疾病概念について確認する。後半、6～9節では精神医学の成立過程と展開を確認しながら、精神医学がなぜ常に「遅れている」とみなされるのかについて考えてみることにしたい。

1　シデナムの疾病概念

シデナムは近代の医学に大きな影響を与えたイングランドの医師であり、「イギリスのヒポクラテス」とも呼ばれている。特に「人」と「病気」を分け、疾病分類の重要性に意識を向けた点において、近代以外の「ターニングポイント」を作った人物である（Bynum 2008: chap. 2）。シデナムは（進化論導入以前の）植物学にならって病気の種を弁別する必要があると考えていた。「植物学者が植物学においてそうするように、すべての病気（morbi/diseases＝疾病）は特定の種に還元されなければならない。というのも、現在多くの病気が、似た症状をもち、同じ名前で同じ類に含まれているものの、性質が異なっていて、異なった治療を必要としているからである」（Sydenham［1676］1844: 10; 1848: 13）。しかし似たような症状をもち、同じ類に属する種をどうやって弁別することができるのだろうか？　シデナムはこの問いに対する明確な答えを与えていない。同じ病気であっても治療法の違いや季節によっても症状は変わりうるものであり、「特有で不変の」現象と偶然的な現象を区別することが重要なのだと主張するのみである（Sydenham［1676］1844: 12; 1848: 14）。

興味深いことに、シデナムは、「原因」の把握に関しては不可知論的な立場をとっている。シデナムは体液説をとり、病気一般は体液の変化によって生じると考えていたが、その体液の変化を起こす究極の原因について人間が知ることはできないと考えていた。人間が知ることができるのは、感覚や解剖によって知ることができる近因や直接的な原因だけであり、そうした原因から、病気の種を区別し、適切な治療法を考えることができるはずである。感覚によって捉えることのできない原因を知ろうとする努力は「不必要」であるとさえシデナムは主張する（Sydenham［1676］1844: 17; 1848: 20）。原因を知ることなしに、また、症状のみに基づくのでもなく、病気の種類を区別することが可能であるというシデナムの考え方は現代の視点からは理解し難い。病気がはっきりとした種に分類できるという信念は一体どこからくるものなのだろうか？

シデナムは、病気は大文字の自然（Natura）によって作り出されるものであると考え、「自然は病気の産出においてどこでも斉一である」（Sydenham［1676］1844: 13; 1848: 15）と述べている。病気を種に分類することができ、（条件が同じであれば）同一種の病気は同じ状態をもたらすということは前提なのであり、それ自体が探究の対象となることはない。人間が努力するべきなのは、病気の種を弁別して特徴を正しく認識し、それぞれの種に適した治療法を選択することなのである（Cf. Taylor 1982）。

シデナムはまた、病気の種の本質と身体の部位との関係について次のように述べ、病気の本体を部位に帰す局在論的な見方を否定するとともに、本質主義的な疾病概念を提示している。

> 自然が最初に混ぜ合わせることができず、また、最後に排出できなかったために、体液が適切な時間よりも長く身体にとどまるかもしれない。また、空気の何らかの成分のために、体液が病的な性質を帯びるかもしれない。最後に、何か有毒な感染のせいで、体液は毒の役割を担うかもし

れない。これらの原因もしくは類似の原因により、上述のような体液は、実体的な形式もしくは種へと発展するのであり、こうした実体的な形式もしくは種は、その本質に合致する状態（affectus/disorders）として現れるのである。こうした状態の症状は、軽率な観察者の目には、体液に影響を受けた部位の性質（natura partis）もしくは、種へと変化する前の体液そのものの性質に由来するものである。しかし、実際には、そのような状態は、最近そうした程度にまで進展した種の本質によるものなのである。（Sydenham［1676］1844: 16; 1848: 18-19; Cf. Taylor 1982: 247）

2　存在論的な疾病概念の否定と器官 - 機能主義

シデナムの疾病概念は、原因や内部のメカニズムではなく記述的な特徴により「種」を区別することを重視するものである。そうした疾病概念は一九世紀の初めまで、近代医学を特徴づけるものとして共有されていたと考えることができるだろう。一七世紀から一九世紀初めまでは、植物学的・博物学的分類が科学的探究の基盤を据えるものと考えられ、医学においても疾病分類の作成が重視されてきた。フランスのソヴァージュ（Sauvage 1731）、スウェーデンのリンネ（Linnaeus［1759］1763）、スコットランドのカレン（Cullen 1769）、そして（精神医学の成立にとって重要な役割を果たした）フランスのピネル（Pinel 1800; 1807）による疾病分類はその代表的なものである。

しかし、シデナム以来の疾病概念は、一九世紀初めのいわゆる「パリの病院医学」の時代以降、繰り返し批判されていくことになる。このパリ病院医学は、古代以来の「ベッドサイド医学」にとってかわり、一九世紀後半以降の「研究室医学」の前に位置づけられるものである（Ackerknecht 1955）。最初にパリ病院医学の中心となったのは実はピネルであるが、ピネルの次にパリ病院医医学の中心人物となったブルセによって、シデナムからピネルまで維持された疾病概念の批判が展開されることになるのである。（Ackerknecht 1967: chap. 6）

ブルセは、シデナム的な疾病概念を、「器官の異常（affection）」に根拠をもたない症状から実体的な疾病を作り出してしまう「存在論」として批判する（Broussais 1821: 646; Bole 1995）。ブルセにとって健康とは「諸機能の規則正しい働き」であり、病気とは、諸機能の不規則性から生じるものである（Broussais 1821: xviii–xix）。諸器官は諸機能の担い手であり、器官の活力の興奮と減退やその伝播によって病気が生じるのである。「存在論」的な疾病観へのこうした批判は、その後の実験医学を代表するベルナールや細胞病理学を確立したウィルヒョウなどにも継承されていく（Rather 1959）[1]。

ブルセのこうした考え方を器官－機能主義と呼ぶことにしよう。こうした考え方はブルセに特有のものではない。一八世紀後半にすでにフランスのボルドゥーは、生命を各器官の機能の集合とその連関によって可能になっているものとみなす「器官主義（organicism = 有機体論）」的な立場をとっていた（Cumston 2008: chap. 21）。ボルドゥーたちの次の言葉はこの器官主義の考え方をよく示すものである。「疾病は、器官の何らかの欠陥もしくは部位の活動の増大か減弱による諸機能の障害として理解されるべきである。というのも、言われているように、私たちが病気になるのは、私たちの機能に問題があるか、私たちの部位のエネルギーやその調子が損なわれるときだからである」(Bordeu et al. 1775: 87-88)。

上述のブルセの器官－機能主義的な疾病観は、基本的にはこのボルドゥーの考え方と同じものと考えることができる。疾病概念に関するブルセの功績は、器官－機能主義的な疾病観を、シデナムからピネルにいたる「存在論」的な疾病観を否定するものとして明確化したことであろう。

3　局在論者と器官－機能主義

器官－機能主義は、疾病の原因を器官の異常に求める点において、局在論的な立場をとっていると考えることができる(アッカークネヒトはブルセの立場を「局在論」とみなしている(Ackerknecht 1967: chap. 6))。存在論的疾病概念に対するブルセによる批判が出版されてから十数年後の一八三三年にロンドンで『実用医学百科事典』というものが出版されている。この事典の「熱」に関する項目では、マラリア熱に関する局在論と本質主義の対立について次のように述べられている。

局在論者たちは、瘧《おこり》(マラリア熱)の発作を、間欠的な局所的炎症の徴候であるとみなした。他方、〔本質主義者たちによれば〕、そうした発作は一つの熱、もしそう言ったほうがよければ、一つの抽象であり、それは特定の徴候によって知られるが、その深奥の本性をわれわれは完全に知ることはない。局所的な炎症が発作に伴いうること、または、それを悪化させうることは知られているが、そうした炎症は、発作の本当の本質ともその現象の原因であるとも考えられてはいない。(Forbes et al. 1833: 232)

この項目の筆者は、「本質主義者」が誰を指しているのかは明確にしていないが、上述のシデナムの考え方は、ここで考えられている本質主義と同様のものであろう。他方局在論者のほうも名指しはされていないが、ブルセの学説が念頭に置かれているのではないかと思う。ブルセは器官、特に胃腸の炎症が熱一般の原因であると考えていた(Cf. Ibid.: 163, 278)。

この事典の共編者トゥイーディー(Ibid.: 166)が指摘するように、本質主義も局在論も、マラリア熱の原因を説明することに成功してはいない(2)。本質主義はそもそも病気の原因やメカニズムに関する説明を得ようとはしていないし、発熱の原因を器官の炎症に求める局在論では、マラリア熱における間欠的な発熱発作を説明することができない(Ibid.: 232)。他方、治療法の根拠という観点からみても、局在論は本質主義に対して有利な理論的枠組みであったわけではない。局在論的な立場をとっていたブルセの治療法の中心は、蛭《ひる》による吸血と食事制限であった(Ackerknecht 1967: chap. 6)。原因の説明という観点からも、治療法の根拠という観点からも局在論が優位性をもっていたわけではないにもかかわらず、一九世紀を通じて局在論的な考え方が強まっていったのである。

病理解剖学を確立したとされるモルガーニ(3)は「疾病の座と原因は解剖によって容易に示される」(Morgagni 1761: xiv; 1769: xxviii)と述べ、疾病の「座」を示すことと疾病の原因を明らかにすることは同じことだとしている。一九世紀のパリ病院医学の展開においては、病理解剖学が一般化するとともに、打診法の普及や聴診器の発明など、診断技術や診断器具の発展がみられた(Ackerknecht 1967: chap. 7)。局在論の勝利は、身体の内部を探る器具・技術の発展に動機づけられていたと考えることができるのではないだろうか。

4 病原体理論の確立と存在論的疾病概念

一八六〇年代以降における、パスツールやコッホらによる病原体理論の確立は、医学史の歴史にとって最も重要な出来事であったと言える。微生物が病気の一義的な原因になりうること、また、マラリアや、コレラ、結核など、人類の大きな脅威となってきた疾病の原因が特定されたことは、疾病との人類の戦いにとって、大きな意義をもつ出来事だった。病原体理論は、疾病に特異的な治療法(特効薬)が存在することを理論的に根拠づけ、また実際にそうした治療法を発見していくことを可能にした。

病原体理論のもとでの疾病概念は、実はシデナムの存在論的疾病概念と相性がよい。シデナムは疾病の原因に関しては不可知論的な立場をとっていたので、その点においては病原体理論の考え方から最も遠いとも言えるが、原因に関する議論を除けば、病原体理論における疾病概念とシデナムの存在論的概念は共通点が多い。双方とも、観察可能な様々な症状や経過の背後に、疾病本体があると考え、また、そうした疾病に対応した特異的な治療法が存在すると考える。逆にこうした考え方は、解剖学的知識の進展を背景に、疾病の本体を器官の機能異常に求めようとしてきた器官‐機能主義的な疾病概念とはあまり相性がよくない。また、病原体理論のもとでの疾病概念は、原因を含めて、本質的な疾病の種の区別を可能にすることから、シデナムからピネルにいたるまでの疾病概念に比べて、より存在論的な疾病概念となっていると考えることも可能であろう。存在論的疾病概念は、ブルセ以降継続的に攻撃されてきたが、病原体理論によって、より強固な形で復活したとも言える（その意味での存在論的疾病概念を、本書では病因・存在論的疾病概念と呼ぶことにしたい）。

もちろん病原体理論ですべての病気が説明できるわけではなく、器官‐機能主義的な考え方が否定されたわけではない。病原体理論の確立以降、現在にいたるまで、器官‐機能主義的な疾病概念と病因存在論的疾病概念が共存してきたと考えていいだろう。

以上のような経緯を踏まえることによって、精神障害の特殊性を考えることができるようになるだろう。後述するように、現在の国際疾病分類の体系においては、感染症・新生物（がん）などのほかは、器官・組織による大分類がなされている。国際疾病分類の体系は、病因・存在論的疾病概念と器官‐機能主義的疾病概念を並立させているのである。ところが、精神障害は、そのどちらにも入らない。

現代の精神障害の概念は、シデナム的な記述的存在論的疾病概念と病因・存在論的疾病概念を組み合わせたもの、あるいは、前者からの後者への移行を想定しているものと考えることができるだろう。その捉え方は病原体理論の影響を抜きにはおそらく成立しなかったものだろう。第7節で確認するように、現代の精神障害の捉え方に大きな影響を与えたクレペリンが、精神障害概念の成功例として挙げていたものが、感染症の結果であることが明らかになっていた進行性麻痺であることは、そのことの傍証となっている。

5　一八世紀後半以降における狂気の分類体系の整備

一八世紀の終わり頃から、イギリスやフランス、イタリアなどでは、狂気の体系的な分類の試みが進められていった。この出来事の背景としては、第2節でも触れたように、疾病一般の体系的な分類がその少し前から進められていたこと、また、（医師でもあった）リンネの分類博物学が大きな成功を収めていたことが挙げられる。疾病一般の近代的な分類は、一七三一年に出版されたソヴァージュの分類に始まるとされ、リンネも一七五九年に疾病の分類を出版している（WHO 1948: Introduction; Sauvages 1731; Linnaeus 1759）。カレンは一七六九年にソヴァージュやリンネたちの分類を整理しながら自分の分類を提示し、その後版を重ねたこの分類は当時のヨーロッパの医学に大きな影響を与えるものとなった（Cullen 1769; 1785）。ソヴァージュの分類では「狂気（vesaniae）」のカテゴリーが置かれ、またリンネの分類では、神経関連の疾病の下位分類として「精神的」な病が置かれている。カレンは、

neurosesという言葉を作り、精神障害をこのカテゴリーのもとに配置している。(4)

狂気を扱った近代の分類の最初のものとしては、イギリスのアーノルド、イタリアのキアルージ、フランスのピネルによるものなどを挙げることができるだろう（Arnold 1782; Chiarugi［1793-94］1987; Pinel 1800）。イギリスではそれ以前にも、バートン（Burton［1621］2001）やチェイニー（Cheyne 1733）などによる、精神障害（メランコリー）の網羅的な整理を試みたものがあるが、特に一八世紀後半以降のものを精神医学の成立にとって重要な役割を果たしたものと位置づけることができる。一八世紀後半は、イギリスにおいて精神病院（アサイラム）(5)の建設が各地で進められていった時期である。ほぼ同時期にイギリスの植民地であったペンシルヴァニアやヴァージニアなどで狂人を受け入れる病院や狂人専門の病院の建設が進められ、その後フランスやドイツなどにおいても精神病院の整備が進められていくことになる（Scull 2015: chap. 7）。精神病院の整備は、精神障害の分類を考える上で重要な意味をもっている。そのため、精神病院の整備が進められていく時期以降の精神障害の分類体系の発展を、精神医学の成立の重要な契機とみなすこととしよう。

フランスのピネルは、精神病院と精神障害の分類の関係について次のように語っている。

ソヴァージュとカレンの恣意的で不完全な区分は仕事を簡明にしてくれるよりは私を迷わせるばかりで、その不十分さは早くから私の体験によって明らかとなった。こうして、私は博物学のあらゆる分野で常に勝利を収めている方法を指針とした。それは、将来に向けて症例を集めること以外の邪心を抱かないで、各対象を注意深く順次（successivement）見つめていくことである。……まず救済院（hospice）の全精神病患者（tous les aliénés）について、彼ら個人の状態の継次的検査（examen successif）をしてから、全体調査によって、彼らの狂乱の症状を見分ける。……独断的なものの見方や体系的順序にしばりつけられずに、記述的方法に心を抱き、専心する。（Pinel 1800: 2-3; 邦訳 26）(6)

ピネルは、ここでソヴァージュとカレンの分類が不十分で役に立たないので、博物学に範をとるのだと述べている。しかしソヴァージュの分類の試みはもともと植物学的方法に範をとったものであり(7)、カレンの分類もリンネによる植物学的・博物学的成功の時代的な雰囲気の中で作成されていったものだった。ソヴァージュとカレンに欠けていたものは病院への患者の集約と観察である。ソヴァージュとカレンの分類は疾病一般を対象にしたものであり、精神障害（狂気）の分類は、精神障害をもつ人の綿密な観察に基づいて行われたわけではない。ピネルは、「救済院」に収容された患者の継次的な調査と全体の調査を行い、綿密な記述によって、精神障害の分類を作りなおそうとするのである。ピネルの分類は従来の分類に比べてそれほど革新的なものであるわけではないが、綿密な観察に基づく分類の重要性と治療にとっての意義を強調するものであり、患者の管理と事例の収集を可能にする病院を前提にした精神医学の始まりを告げるものだと言える。

ピネルのこうした「記述的方法」の重視は、ピネルの「心理療法」の重視と密接に関連している。

ピネルは「悟性の狂い」の種類を注意深く分類し、患者を適切なグループに分けることで、過剰な薬物療法や身体的「治療」（瀉血《しゃけつ》や灌水《かんすい》法など）を防ぎ、有効な心理療法を施すことができると考えていた（Pinel 1809: xxiii–xxv; 邦訳 26–28）。ピネルはまた、精神障害の原因を安易に脳の損傷に求めようとする傾向に対して批判的な態度をとっている。というのも、精神障害の原因を脳に求めることによって、精神障害は治癒不能なものとみなされてしまうからである。しかしピネルは、精神障害と身体的な状態との関係については、あまり明確な態度を示してはいない（Ibid.: 132–34; 邦訳 113–15）。従来の薬物療法や身体的な治療法をピネルは「過剰で錯誤に満ちている」と批判しながらも、薬物療法や身体的な治療法が全く有効ではないと考えているわけではなく、その不適切な使用を制限し、適切な治療法を選択するためにも精神障害の明確な分類と患者のグループ分けが重要であると考えていた。

綿密な症状と経過観察に基づく記述的方法を重視するピネルのアプローチは、第5章で詳細に扱うアメリカ精神医学会のＤＳＭ（『精神障害の診断と統計マニュアル』）の底流にある考え方に通じるものがある。ＤＳＭ初版では、ＤＳＭにおける用語体系の改訂は「すべての精神科診断における現在の記述的性格を認め、精神障害の病因、病理学、予後、治療に関する考え方を将来明確化するためのデータ収集を可能にする」（APA 1952: 9）ために行われるものとされていた。記述的な方法を採用して精神障害の分類を行うことによって、精神障害の予後、治療に関する見通しを得ることができるという考え方は、ピネルのアプローチに近いものだと言えるだろう。

6　「精神医学」という語の登場

精神医学（psychiatry）という言葉は、ドイツの医師ライルの造語であるPsychiaterieがその直接的な起源であるとされている。ライルは一八〇八年に出版された著書の中で、次のように述べる。

精神的な医学（psychische Medizin）というものはなく、精神治療学（Psychiaterie）、外科治療学（Chirurgie）があるのであって、外科的な医学というものがあるのではない。……医学の外科学、薬治療学（Arzneykunde）、そして精神治療学への区分は、病気の差異から生じるのではない……。病気においては、時として心理的な、また時として化学的もしくは機械的な側面が、目立って障害があるように現れる。（Reil 1808: 169-70）

ライルは人間を、精神的、物理・化学的、機械的受容性をもつものとし、治療学の区分はそれに応じたものであり、「病気（Krankheit）」の種類の違いによるものではないとする。またライルによれば、それぞれの病気においては、精神的、物理・化学的、機械的受容性のいずれかの側面が目立つが、それも相対的な差異であり絶対的な差異ではない。

ライルの言うPsychiaterie（Psychiatrie）[8]は、外科治療学（「機械的な側面」への介入）や薬治療学と対比されるものであり、現代の「精神医学（psychiatry）」よりは、「精神療法（psychotherapy）」に近い。なぜライルが作り出したPsychiaterieという言葉が「精神医学」を表す言葉として継承されていくことになったのだろうか。

ライルから影響を受け、ライルとともにドイツロマン派（Shorter 2005: 117-19）とみなされるハインロートが一八一八年に出版した『精神障害の教科書』では、ライルが退けた「精神的な医学（psychische Medizin）」という言葉が使われている（Heinroth 1818: chap. 7）。精神的な医学は、精神障害に関する理論、技術（治療論）、精神医学的立法学（法律的・警察的医学、予防法）を包括する体系的な学問を指すものとされている。ハインロートはこの「精神的な医学」を「精神医学（Psychiatrie）」とも言い換える。[9] Psychiatrieを現代のpsychiatryの意味に近い意味で使ったのは、このハインロートの用例が最初であるように思われる。

Psychiatrieという語が現代的な意味で明確に使われたのは、一八三七年にロイポルトが出版した『精神医学の教科書』（Leupoldt 1837）が最初だろう。ロイポルトは、Psychiatrieは心的生活にかかわる様々な医学の全体を意味することがありうるとした上で、「精神医学（Psychiatrie）とは、精神的な病気（psychische Krankheit）とその取り扱いもしくは病理学、および精神的な病気の治療法に関する学説である」という定義を採用する（Ibid.: 1）。それでは、精神的な病気とはなんだろうか？ ロイポルトが述べていることを整理すると、精神的な病気は次の三つの条件を満たすものである。つまり、（1）継続的もしくは反復的な「異常な心的生活の表出」であり、（2）「他の病的な状態の症状ではない、特有の病気」であり、（3）患者がそれを病気として、あるいは異常なこととして認識したりコントロールすることもなく、患者の自己意識（自我）が病気にとらわれているという仕方で、そうした異常が現れることを特徴としている病気である（Ibid.: 1-2)。

ロイポルトのこの定義は「精神的な病気」を二つの視点から境界づけたものと考えることができる。第一に、精神的な病気は他の病気の症状とは区別される、固有の病気である。第二に、それは単に異常な心的生活の表出であるのではない。精神的な病気は、持続性や反復性、また患者がその異常性を認識していないということにおいて、単なる異常な心的生活とは区別される。ハインロートも「精神障害」を、他の病気を原因とする症状とは区別される固有の障害として規定しようとしていたが（Heinroth 1818)、異常な心的生活一般からの区別については触れていない。精神的な病気もしくは精神障害のこの二重の単離は、近代の精神医学の確立にとって重要な意味をもつ出来事であったように思われる。西洋においては、古代から狂気をめぐる議論は、狂気と身体的な疾病との関係、そして狂気と心的な働きの問題一般との関係をめぐって紛糾してきた。狂気が身体的な障害に基盤をもつものであるならば、他の疾病と区別して特別に扱う必要はない。また、狂気が心的な働きの問題の延長線上にあるものならば、医療のケアの対象となる必要はない。この二つの問題は、狂気＝精神障害を医療の固有の対象とみなすことを妨げるものであるが、ロイポルトの定義は、精神的な病気を身体的な病気からも、単なる「異常な心的生活」からも区別されるものとして位置づけることを可能にするものである。

このようにして、ライルによって、固有の治療対象をもたない実践を示す言葉として考え出されたPsychiatrieという言葉は、固有の医療的ケアの対象をもつ医学の一分野を指示するものへと転換していったのである。

7 専門分化と病院——精神医学の専門化は遅れたのだろうか

病理検査に基づく確定診断が難しいことなどから、精神医学は他の医学の分野に比べて「遅れている」というイメージがあるかもしれない。たとえば、精神医学の歴史にも詳しい医学史家のアッカークネヒトは精神医学の後進性について次のように述べている。「精神医学が比較的未発達な段階にあるわけは、精神医学が医学の主要な分野のうちで、非常に新しいということを考えると容易に理解することができる」(Ackerknecht 1955: 189)。精神医学は、啓蒙期以降に発展してきたものであり、「予後の診断や分類、思弁的な体系といった、一八世紀の、初期の医学の特徴のいくつかを、一九世紀にもちこんだ」(Ibid.)のだとアッカークネヒトは述べる。しかしまた、アッカークネヒト自身が説明するところによると、医学の専門分化が始まるのは、啓蒙期後の一九世紀前半のパリ病院医学の時期においてである。それ以前は、産科や歯科、そして外科を除き、医学的・医療的実践は、「内科医(physician)」によって行われ、精神障害も内科医の研究・治療対象であった。精神医学の成立に重要な役割を果たしたピネルも内科医であり、パリ病院医学を確立した人物でもある(Ackerknecht 1967: chap. 5)。

精神病院の整備も、他の専門病院の整備に比べて遅れたとは言えない。イングランドでは、一八世紀前半から一般病院の整備が進められていくが、精神病院（アサイラム）はそれに少し遅れて一八世紀後半から整備が進んでいく。一般病院の建設から精神病院の建設まで数十年のタイムラグがあるのは、一般病院から排除されていた精神障害をもつ人たちのための病院を別に建設する必要があったからである（Smith 2007: 10–12）。精神障害をもつ人々が一般病院から排除されていたがために、精神障害をもつ人のための病院は、専門病院の整備としては最も早く行われることになったのである。北米では、一七五二年に初の公立の総合病院であるペンシルヴァニア病院が設立されるが、ペンシルヴァニア病院は狂人も対象としていたし、一七七三年には、ヴァージニアに公立の精神病院が開院している（第5節参照）。

専門分化の時期は決して遅くないのに、精神医学が他の医学の分野に比べて「遅れている」と言われるのはなぜなのだろうか？　それは、精神医学の専門性が、他の医学分野を支える専門性とは大きくことなっているからであろう。再びアッカークネヒトに従うならば、一九世紀以降の医学の専門分化の進行の主要な要因は、局在論の進展である（Ackerknecht 1967: 163-64）。第2・3節で確認したように、シデナムに代表される一七世紀から一八世紀の存在論的な疾病観は、一九世紀を通じて、局在論的・機能主義的な疾病観にとって代わられていった。一九世紀における医学の専門分化は、器官や組織ごとに医学の各分野が成立していくという形で進んでいったのである。精神障害に関連が深い器官は脳・神経系であるが、器官としての脳と神経系は精神医学の対象というよりは、神経学（神経科）

の対象である。また、精神障害の症状と脳・神経系の機能はそれぞれがあまりに複雑で対応づけることが難しいという事情もある。精神医学の専門分化の時期は決して遅かったわけではないが、医学の他の分野とは異なる基盤の上に専門性が依拠していたために、他の分野がたどったような発展の過程をたどらなかったのだと考えることができる。

しかし器官や組織に依拠しないのだとしたら、精神医学はどうやってその専門性を維持することができたのだろうか。言い換えれば、精神医学はなぜ神経学に吸収されなかったのだろうか。器官・組織ごとの専門分化であれば、精神障害は神経系の疾患として、神経学・神経科の対象領域とすればよいように思える。

この問いに対する一つの答えは、精神病院への収容を中心とした精神医学的対応が必要とされてきたからである、というものであろう。上述のように、精神病院は歴史的に比較的早い時期から整備が始まっている。（一般病院から分離する形で）精神病院の整備が進められていった背景として、三つの要因を挙げることができるだろう。第一に、上述のように、精神障害者が一般病院から排除されていたという経緯がある。世界で最初に精神病院（アサイラム）の整備が進められたイングランドでは、精神病院の建設は、一般病院から排除されていた精神障害者の救済を一つの動機としていた。第二に、精神障害者をそれまでの社会的・家庭的文脈から切り離し、精神病院に収容し、「見知らぬ人」からケアを受けること自体が治療的効果をもっていると信じられていたということがある（Smith 2007: 13）。第三に、精神病院は社会防衛的機能をもっていたということが挙げられる。一九五〇年のＷＨＯのレポートでは、当時の先進国の精神病床の平均とされた人口千人に3床のうち、2床分は地域ケアで対応できると主張した。このことは逆に言えば、人口千人につき1床は、社会で受け入れることが困難な人のために必要であるということになる（WHO 1953）。

他方、器官や組織の損傷と機能不全を重視する局在論的・機能主義的疾病観（器官局在論）の中に精神障害を位置づけることが難しかったという事情もある。器官局在論の考え方は「固体主義」と呼ばれることがある（Forbes et al. 1833: 159; Ackerknecht 1967: 54）。これはヒポクラテスの時代以来、西洋で維持されてきた体液説の考え方に対比した呼び方である。体液説の枠組みの中では、精神障害も他の疾病と同様に体液のバランスの乱れによって説明されてきた。ヒポクラテス学派は、狂気を粘液と胆汁の異常による脳の障害として説明している（第1章第1節）。デカルトも狂気は黒胆汁から出る悪性の蒸気によって脳が侵されることによって生じると考えていた（Descartes［1642］1996a）。体液説は狂気と器官としての脳の関連を認めているという点においては器官局在論の立場と両立するようにもみえるが、一九世紀の器官局在論は体液の異常が疾病の原因であることを否定し、器官・組織の器質的な変化を疾病の出発点とする考え方である。精神障害を器質的な変化と直接結びつける試みは、進行性麻痺や認知症などを除いてあまり成功してこなかった。器質的な変異に還元されないことが精神障害の大きな特徴であるとも言える（脳に一つの機能を割り当てるのではなく、脳の各領域に様々な機能を割り当てる脳機能局在論については、第3章第1節で検討する）。

精神医学的対応が必要であるという理由も、また、病因論的に異質であるという理由も、精神障害が身体障害や器官の器質的な変化に還元されない固有の現象であるということを前提にしている。

8　クレペリンの疾病概念

本章ではこれまで近代医学における疾病概念と精神医学との関係を確認してきた。精神医学の専門分化は決して遅くはなかったが、他の科の専門分化を支えていた器官－機能主義的な分類と精神障害は相性が悪く、精神医学・精神科医療は医学の中にあって特殊な位置を占め続け、他の分科と比較して「遅れている」という印象を与えることになる。

診断単位としての統合失調症（早発性認知症）を概念化するとともに、統合失調症と双極性障害を明確に区別するなど、一九世紀末から二〇世紀初めの精神医学に多大な影響を与え、現代の精神障害の分類体系の基礎を据えたドイツの精神医学者クレペリンは、精神医学のこうした後進性を意識しながら、精神医学特有の疾病概念を確立することを試みている。本章の最後に、クレペリンの精神障害（疾病）の概念について確認しておくことにしたい。

クレペリンは、（疾病の）「状態像」と「疾病型（Krankheitsform）」を明確に分けた功績をカールバウム（Kahlbaum 1863）に帰しながら、疾病型の重要性について次のように述べている。「今日のわれわれにとって、診断とは、与えられた状態像の根底にある、特定の種類の疾病型を認識することである。……われわれは、原因、現れ、苦しみの経過と終わり、そして最後に、固有の解剖学的な変異について正確に知ることができて初めて、疾病概念を、完結し、明確に境界づけられたものとみなすことができるのである」(Kraepelin 1910: 1-2)。クレペリンが意識しているかどうかは分からないが、こうした疾病概念は、ブルセ以降否定されてきた存在論的な疾病概念を部分的に復活させるものである。ブルセは、症状から「本質」を構成する存在論的な疾病概念を否定したが、クレペリンは、状態像を手掛かりに、その根底にある疾病型を読み取るべきだと主張する。この論理はシデナムのものと同じである。シデナムは疾病の種類(形式)が存在することを前提にし、また、それが観察によって見分けることができると主張した。シデナムのこうした考え方に対して、ブルセは、症状から疾病を作り出していると批判したのだった(第3章第2節参照)。

しかしクレペリンの疾病概念は、シデナムの存在論的疾病概念の単純な復活であるわけではない。上述のように、シデナムは(人間には不可知であるという理由から)「原因」に関する議論を避けたが、クレペリンは(外因性・内因性・心因性の)原因や経過、解剖学的所見、治療反応性などのあらゆる視点から疾病概念を構成することを提案している(Ibid.)。精神障害に関する当時の数少ない成功事例としてクレペリンが挙げているのは、神経梅毒によるものであることが明らかになっていた進行性麻痺、甲状腺機能の障害を原因とするクレチン病、中毒であり、病原体理論や解剖学的所見の蓄積の成果によるものが挙げられている。クレペリンは、一九世紀の医学の成果を取り込みながら、シデナムの疾病概念よりも強力な本質主義的・存在論的な疾病概念を提示したと言うことができるだろう。

重要なのは、クレペリンが自らの疾病概念や分類体系を常に更新されていくべきものとして捉えていたということである。実際クレペリンは自らの疾病概念や分類体系を常に更新し、『精神医学』の教科書の改訂に反映させてきた。クレペリンは、上述のような疾病概念の完成の条件を、これから果たされるべき精神医学のプロジェクトとして提示した。このように、更新されるべきもの、暫定的なものとして提示されることによって、クレペリンの疾病概念はより強力なものとなっている。原因、経過、症状、解剖学的所見など様々な側面からのアプローチが合致しなかったとしても、それは疾病型が存在しないことを意味しているのではなく、いまだ正しい疾病型を把握できていないことを示すに過ぎない。疾病型を表示する診断名と診断分類は、さらなる改訂を前提とした、暫定的なものとして提示されることになるだろう。

クレペリンの疾病概念は、シデナムの疾病概念への還帰であるとともに、その刷新であると考えることができる。その意味で、それは新シデナム主義と言うこともできる。クレペリンの新シデナム主義的な疾病概念は、一九七〇年代以降のＤＳＭ－IIIへの改訂に向けた準備的研究と二〇一三年のＤＳＭ－５の改訂にいたるまでの、精神障害の概念と分類の底流にあったものと考えることができるだろう。しかしこの新シデナム主義は、現在行き詰まりに直面し、全く異なった精神障害の概念と分類の構築に向けたＲＤｏＣ（Research Domain Criteria）プロジェクトが米国で二〇〇九年から開始されている。この点については、第４章で詳しく検討していくことにしたい。

第3章　生物学的アプローチと精神病理学

前章で確認したように、近代の医学の専門分化は器官を基本的な単位として進められていく中で、精神医学はその専門分化のロジックに従うことが難しかった。精神の器官は何かと言えば脳ということになるだろう。しかし、心の機能は脳という単一の器官に帰属させるには複雑すぎる。一九世紀には、脳の特定の領域に心の機能を割り当てる脳機能局在論の考え方が強まっていった。心の機能や精神障害の生物学的な研究は、特にこの脳機能局在論とともに発展していったと言うことができる。脳機能局在論の展開に対して、ベルクソン、フロイト、フッサールは、脳機能局在論を限定的に認めつつも、精神的活動の独自性を確保しようと試みている。またヤスパースは、脳機能局在論などの生物学的なアプローチとは異なるアプローチが精神病理学には必要であると主張した。本章では、脳局在論に対するベルクソン、フロイト、フッサールの反応を確認するとともに、生物学的なアプローチとは異なったアプローチとして、ヤスパースの精神病理学の方法を検討する。本章ではまた、ヤスパースの精神病理学にも影響を受けた現象学的精神病理学を取り上げる。現象学的精神病理学は、ヤスパースの精神病理学と同様に精神障害をもつ人の体験そのものの把握を試みるものだったと言えるが、そのアプローチは方法的な限界もはらんでいたように思われる。そのことを確認しておくことにしたい。

精神医学における生物学的アプローチのもう一つの重要なアプローチは、脳内の神経伝達物質のバランスによって精神障害を説明しようとするものである。こうしたアプローチは、一九五〇年代に向精神薬が登場することによって開かれたアプローチであると言える。向精神薬は、統合失調症やうつ病などの精神障害の症状に対して明確な効果を示し、向精神薬の作用機序の解明が精神障害の基盤の解明につながると考えられてきた。本章では、向精神薬の登場が精神障害の捉え方にどのような影響を与えたのかを検討し、薬物療法と精神病理学の関係について考えるという作業も進めていきたい。

1　脳機能局在論

現代においては、心や精神の器官が脳であることは広く受け入れられているが、歴史的には、心が脳に宿っているという考え方は自明のものではなかった。西洋においても東洋においても、古代から、「心（魂）の座」がどこなのかということが問題になってきた。インドのヴェーダ聖典「ウパニシャッド」では、心臓の空洞が「生命力と真のアートマンの座」（針貝 2000: 197）であると考えられていたし、アリストテレスも感覚能力の魂（プシュケー）と栄養摂取能力の魂の始原は心臓だと考えていた（Aristotle 1970: 469a23-469b20; 邦訳 364-65）。これに対して、すでに触れた「神聖病について」というヒポクラテス学派によるテクストでは、思考や感情一般は脳によるものと考えられている（Hippocrates［1923］2006）。二世紀のガレノスはプラトンに従って魂を理性的部分（統御部分）、情動部分、欲望部分の三つの部分に分け、それぞれが脳、心臓、肝臓にあると主張した（二宮 1993: 337, 347）。ガレノスはまた「精気」を通じて魂の力が発揮されると考えていたが（精気説そのものはガレノス以前からあった）、精気を「生命精気」と「精神的精気」とに分け、動脈と心臓において作られた生命精気が脳（脳室）において、精神的精気に変わると考えた（二宮 1993: 431）。ガレノスの精気説は一八世紀のガルヴァーニによって否定されるまで（Bennett & Hackter 2008: 222）、西洋において支配的な影響を及ぼすことになり、たとえばデカルトも一種の精気説をとっていた。デカルトは、「心（l'ame = 魂）」が「身体全体」と結びついていることを主張する一方で、心が特にその機能を発揮する身体の一部、つまり「心の座」が存在するとも主張した。デカルトによればこの「身体の一部」は「脳全体」でも「心臓」でもなく、脳の中の松果腺であり、この松果腺において「心」は身体の他のすべての部分に、精気（esprit）や神経、血液を介して作用を及ぼすのである（Descartes［1649］1996b: §31, 34）。

「心の座」が脳にあるという考え方を一般に強く印象づけたのは、一八世紀末から一九世紀前半において展開されたガルの「器官学」とその弟子のシュプルツハイムの「骨相学」であろう。ガルは、心を二七の独立した能力に分け、脳の表面にある領域（ガルはそれを「器官」と呼んだ）に局在化されていると考え、また、この器官の大きさがそれぞれの能力の大きさを示していると考えた。さらに、そうした器官の大きさは、頭蓋の隆起や陥没によって知ることができるとも考えたのである（Clarke & Jacyna

1987: 237）。

ガルたちの考え方は疑似科学の典型例として有名だが、ガルの局在化の議論は、近代の脳機能局在論の先駆として捉えることもできる（Cf. Ibid.: chap. 6）（ここで脳機能局在論とは、心の特定の機能が脳の特定の領域に局在するという考え方を指している）[1]。しかし当時からガルたちの考えに対する批判者は多く、心的な能力の本質的な単一性を主張するフランスのフルーランス（1794-1867）による批判などはアカデミズムにおける脳機能局在論を弱めることになった（Jeannerod 1996: chap. 1; Clarke & Jacyna 1987: 244-66）（哲学の側からは、メーヌ・ド・ビラン（Maine de Biran［1811］1984）がガルの考え方を批判している）。

脳機能局在論はしかし、ブローカの失語症研究以降、支配的な地位を確立していくことになる。ブローカは、一八六一年に発話に障害があった患者の遺体から大脳を取り出し、前頭葉後下部に損傷があることを明らかにした（Broca 2004）。この領域は後にブローカ野と呼ばれるようになる。その後、フリッチュとヒッチヒが犬を使った実験により、大脳皮質表面のある領域に電気刺激を与えると顔や首の筋肉の収縮や前足の伸張や屈折が起こることを示し（Fritsch & Hitzig 1870）、ウェルニッケ（ヴェルニケ）（Wernicke［1874］1974）がブローカ野とは別の領域を「音響イメージの中枢」とみなすなど、脳機能の局在を支持する知見や考え方が蓄積されていく。二〇世紀初頭には、ブロードマンが現在でも広く使われている大脳皮質の地図を作成している（Brodmann［1909］2006）（脳機能局在論については、Jeannerod 1996: chap. 1; Clarke & Jacyna 1987: chap. 6; 利島 2006: 1-4 などを参照）。

2 脳機能局在論への反応

脳機能局在論の興隆は、心身問題を心脳問題へと移行させたものとして捉えることができるだろう。心的能力（機能）や心的状態と脳の状態との関係が少しずつ明らかにされ、心的能力・状態が脳状態に依存することは科学的には否定できないことであるように思われてきた。そのような状況の中で、フロイト（1856–1939）、ベルクソン（1859–1941）、フッサール（1859–1938）は、脳機能局在論の成果を受け入れつつも、精神的活動の独自性を保持することを試みている。この節では、三者の反応を簡単に確認していくが、あらかじめ簡単にまとめておこう。フロイトは、心的作用の局所性について語りながらも、そうした作用が解剖学的に脳の部位に局所化されることは否定する。他方ベルクソンは、失語症研究を解釈して、それが明らかにしているのは精神的な活動が大脳に局在しているということではなく、脳の損傷が運動図式の障害であることなのだと主張する。そしてフッサールは、心的プロセスの脳機能への局在を触覚などの本来的な局在化に根ざす二次的な局在化として捉えることを通じて、構成の主体としての精神の優位性を確保しようとする。

フロイト——脳の解剖学的な局所性と心的作用の局所性

フロイトが一八九一年に出版した最初の著作は『失語症の理解にむけて——批判的研究』というタ

イトルのものであった。この著作はフロイトが神経学者として活動していた時期のものである。この著作の中でフロイトは、ブローカ以降の失語症研究を批判的に検討することを試みている。フロイトの意図は、ウェルニッケ以降強まった「言語障害の多様性はすべて局在の状況から理解できるのではないか」（Freud［1891］2001: 149; 邦訳 125）という局在論の過大評価を批判し、（ウェルニッケの連合論的な考え方にもよりながら）言語装置の機能的要因をより強調することにあった。

興味深いことに、最初の著作で言語装置の局在論を批判していたフロイトは、精神分析理論に関する論文「無意識について」（1915）などで精神的作用の「局所性（Topik）」について語っている。「局所性」とは、ある心的作用（seelischer Akt）が「無意識」もしくは「意識」「前意識」のいずれかの体系に属し、その体系間を、検閲を経て移動しうることを意味している（Freud 2000: 132-33; 邦訳 92-93）。しかしフロイトのこの主張は、『失語症について』でのフロイトの主張と矛盾するものであるわけではない。ここでの局所性とは「心的装置の領域」に関係するものであり、「解剖学的な場所性（Örtlichkeit）とは関係がない」（Ibid.: 133; 邦訳 93）とされる。ここでフロイトは、精神的活動が脳の機能に結びつけられていることを「〔神経学的な〕研究の揺るぎない成果」であることを認め、さらには「脳の各部分が同等ではないことと、脳の各部分が身体の各部分と精神的活動とに特別な関係をもつこと」の発見についても触れている。しかしフロイトによれば、そうした発見からさらに進んで精神的過程を局在化しようとする試みのすべては「完全に失敗した」のであり、「同じ運命が意識体系、つまり、意識的な心的活動の解剖学的な場所を脳皮質のうちに認め、無意識的な過程を皮質下の脳部位に置こうとした教説を待ち受けている」(Ibid.) のである。

ベルクソン――生への注意の器官としての脳

フロイトの『失語症の理解にむけて』の出版から五年後の一八九六年に出版された『物質と記憶』でベルクソンは、失語症研究について論じている。ベルクソンが失語症に注目したのは、それが当時「病気を脳の特定の回〔ひだの凸部分〕のなかの一定の部位に帰することができる唯一の例」(Bergson [1896] 2008: 197; 邦訳 251) だったからである。しかしベルクソンは、失語症を精神的な活動の局在化の証拠としてではなく、むしろ脳の損傷が「想起」を真に破壊するものではなく単に想起の「現実化」を妨げるものに過ぎない (Ibid.: 108; 邦訳 132-33) ことの証拠として示すことを試みようとする。

ベルクソンは、脳が「外的世界の表象を生み出す」(Ibid.: 13; 邦訳 10) という考えを受け入れない。表象や想起は脳によって生み出されたり、蓄えられたりするものではない。身体の一部としての脳の役割は記憶を蓄えることではなく、現在の行動によって有用な記憶を判明な意識へともたらすことにあるとベルクソンは考える (Ibid.: 199; 邦訳 256)。このことの証拠をベルクソンは失語症などの研究に求めようとする。ベルクソンによれば、大脳皮質の局所的な損傷に対応する記憶の障害は、「再認」の障害にほかならない (Ibid.: 117-18; 邦訳 143)。たとえば、聴覚を保持していながら騒音に反応しない患者や、会話で話されている言葉を知覚するが騒音のようにしか聞こえない患者は、知覚される連続的な音を分離して区別することができなくなっているのであり、想起 (souvenir) と現在の知覚を関係づけ、現在の知覚を運動へとつなげる「運動図式」に障害があるのであると考えるのである（Ibid.: 127; 邦訳 154）。

ベルクソンの局在論の解釈自体は難解で説得力があるものとは言い難いが、病理学的な研究が明らかにできる範囲を限定しようとしたものであることは確かである。一九一二年の講演「心と身体」でベルクソンはおおよそ次のように述べている。身体は時空間に限定されているが、「精神（esprit）」は、身体を超えて拡がっている（Bergson［1912］2009: 31; 邦訳 165）。脳の役割は、「物質の中への精神の差し込み口をつくる」ことによって、精神が状況に適応することを保証することにあるのであり、精神を現実の生へと緊張させ、行為を有効なものとする「生への注意の器官（l'organe de l'attention à la vie）」（ibid.: 47; 邦訳 185）なのである。ベルクソンの立場からすれば、病理学が明らかにできるのは、そうした器官としての脳なのであり、精神の活動そのものではない。

フッサール——身体と脳の局在化

「局在（局在化、localization/Lokalisation）」という言葉は脳科学的な文脈では、脳の機能が脳の特定の部位に位置づけられること（もしくはその場所を見つけること）を意味しているが、フッサールは『イデーン』第2巻で[2]、この言葉に独特の意味をもたせ、心的な要素の空間（身体）の中への「組み込み（Einordnung）」を意味するものとして使用している（Husserl［1952］1991: 33）。つまり、本来空間的・身体的なものではない心的な要素が、身体の特定の場所に位置づけられることがフッサールにとっての局在化なのである。
フッサールはまず触覚の「局在化」から説明を始める（Ibid.: 144-46）。たとえば、私が右手で自分の左手に触れるならば、触られた左手は触れられた箇所に何らかの感覚を感じることになる。また、事物が身体に触れた際にも、刺激を受けた身体の部位に何らかの感覚が生じることになる。このような触覚による事物の知覚は、常にこうした二重の感覚を生じさせることになる。つまり、私は身体で事物に触れることによって事物の知覚を得ると同時に、事物によって触れられているという感覚をもつ。後者の、事物によって触れられているという感覚は、身体の特定の箇所に「局在化」されて現れることになり、この局在化を通じて触感覚は身体に帰属させられ、逆に身体の当該部位は、そうした感覚の「担い手」として構成されることになるのである。

触覚以外の感覚、たとえば視覚や聴覚、思考などの心的プロセスはどうなのだろうか。フッサールは、視感覚や聴感覚には触覚のような「再帰的感覚（Empfindnisse）」による局在化は起きず、「本来的に局在化される」触感覚を介して間接的に身体に帰属するのだと主張する。思考などの高次の認知機能や志向的体験一般もまた、間接的に身体に結びつけられている、とフッサールは考える（Ibid.: 153）。フッサールは一方で、「心的なプロセスの脳内への局在化」（Ibid.: 164）についても語っている。しかしもちろん、この局在化は触覚の局在化とは異なり直接的に直観されるものではない。「私の大脳回（Gehirnwindungen）は私に現出してはいない」のであり、この局在化は「経験された局在化」ではない。フッサールにとって、本来的に局在化されるものはあくまでも触感覚や冷暖・痛みなどの感覚であり、運動感覚や視覚、そして志向性や精神的活動一般は、本来的に局在化される感覚を通じて間接的に局在化され、身体に帰属させられるものである。

局在化の拡張に関するフッサールの議論が「感情移入による心的実在の構成」という章で展開されているのは偶然ではないだろう。心的なものの全面的な局在化・時間化は、「感情移入」を通じた他我（他者の自我）の構成を経由して初めて可能になる「自我‐人間」という実在の構成を必要とするのであり、「自我‐人間」の構成によって、観察可能な身体（「みられた身体」）と心的なものとの結合による意識の「自然化」（Ibid.: 168）が初めて可能になるのである。

フッサールの局在化の議論は当時の脳科学が提示した局在論を「構成」の問題として回収することを試みたものであると考えることができる。われわれは経験的もしくは理論的に、心的なプロセスの身体的・物理的なプロセスへの依存関係を知っている。そうした依存関係を、感情移入による他我構成を経由して拡張していけば、解剖学的に明らかにされる心的なものと脳部位との依存関係へといたることができるはずである。心的局在に関する脳科学的議論は、フッサールの現象学的な立場からすれば、自我‐人間という実在の構成の問題として回収することができるからである。実際『イデーン』第2巻の最後に置かれた節でフッサールは「可能な自然化の限界」について次のように語っている。「精神は自然に依存するものとして把捉され、それ自身も自然化されうるが、しかしそれはある程度までに限られる。……もしわれわれが自然を、すなわち《真の》の客観的‐間主観的な現存在を抹消するとしても、依然として或るものが、すなわち個人的な精神としての精神は常に残存している」（Ibid.:

297)。

3　ヤスパースと現象学的精神病理学――精神障害をもつ人の経験を理解するとはどういうことなのか

ヤスパースは精神医学（精神病理学）に「説明と了解」の区別を導入したことで有名である。説明と了解の区別は、自然科学と歴史学の方法論の違いを示すものとして歴史学者のドロイゼンによって導入され、了解はディルタイによって精神科学一般の方法として位置づけられた（丸山 1998）。ヤスパースは、精神病理的現象の因果的な連関を把握することを「説明」とし、精神病理的現象そのものを把握する重要な方法を「了解」として対比させている。精神医学に多大な影響を与えた『精神病理学総論』の初版が出版されたのは一九一三年のことであり、脳機能局在論が展開を遂げていた時期である。フロイトやベルクソン、フッサールと同様に、ヤスパースが脳機能局在論を強く意識していたことは次の文章からもうかがえる。

〔「身体的な先入見」に従うならば〕心的なものについて科学的に語るのであれば、解剖学的に、身体的に、身体的な機能として〔の観点から〕考えられなければならない。……こうした解剖学的な構築は、常に空想的で突飛なものであり（マイネルト、ウェルニッケ）、「脳神話」と呼ばれるのももっともである。……特定の心的経過の直接的な並行現象として割り当てられるようないかなる特定の脳の出来事も知られていない限り、この神話は根拠を欠いているのである。様々な感覚領域が失語症〔患者〕の大脳皮質の右半球に局在化されるということは、単に特定の心的な経過が可能であるためには、これらの器官が損なわれていてはならないことを意味するに過ぎない。(Jaspers 1913: 8-9)

そこでヤスパースは、脳機能局在論などの生物学的なアプローチとは異なるアプローチが精神病理学には必要であると主張する。ただし、ヤスパースは「説明」などの生物学的なアプローチも精神病理学の中に含めているし、ヤスパースの「了解」の概念も錯綜している。本節では、「了解」の概念を中心にヤスパースの精神病理学について整理しておくことにしたい。

ヤスパースの「現象学」

ヤスパースは「精神病理学」の対象について次のように述べている。

精神病理学の対象は現実の、意識された心理的な事象である。われわれは人間が何を、そしていかに体験するのかを知り、心的な現実の範囲を把握したいと思っている。また人間の体験だけでなく、そうした体験が依存している条件や原因、体験の関係、そして体験が何らかの仕方で客観的に表現されるその仕方を探究したいと思っている。しかしすべての心的な事象ではなく、「病的」な事象だけがわれわれの対象である。……精神病理学が対象とするのは、実際に生じる心的な出来事とその条件、原因、そして帰結であると述べた。連関の探究は必然的に意識の外にあるメカニズムの理論的な表象へといたり、またついには、多くの場合、心的な現象の遠因として把握することができる身体的な出来事へといたる。(Jaspers 1913: 4-9)

ヤスパースにとって、精神病理学とは病的な体験そのものを対象とするものであると同時に、体験の条件や原因、体験の客観的な表現、そして体験の連関を対象とするものである。これらの様々な対象もしくは領域に対応するものとして、ヤスパースの精神病理学は四つの方法を用意している。病的な体験そのものを対象とする「現象学」、体験や心的事象の客観的な現れを対象とする「客観的心理学」、体験の発生を問題にする「了解心理学」と「説明心理学」の四つである[3](表1)。

現象学と客観的心理学はともに心の(主観的および客観的な)現れの「記述」を目的とするものである。これに対して、心的な出来事がどのように「発生」してくるのかを明らかにするのが了解心理学と説明心理学の課題である。しかし、共に「発生」を扱いながらも、了解心理学と説明心理学は全く異なる視点から「発生」を捉える。了解心理学が心的な出来事どうしの連関、つまりある心的出来事が他の心的出来事からどのように発生してくるのかを把握するのに対して、説明心理学は、病理的な心的現象が身体的な状態、とりわけ脳の状態からどのように発生してくるのかを「説明」するのである。

ヤスパースの精神病理学の体系の中で、主観的精神病理学としての現象学は、病的な体験そのもの

表1　ヤスパースの精神病理学の領域と方法（Jaspers 1913; 1973による）

	領域	方法
現象学 （主観的精神病理学）	心の主観的な現れ	記述（現前化、感情移入［静的了解］）
客観的心理学 （客観的精神病理学）	作業（Leistung）、身体的現象（症状）、表現など	記述（観察、試験など）
了解心理学	心的な出来事の連関	感情移入（発生的了解）
説明心理学	心的な出来事の因果的な連関	理論的説明

を、それが患者自身にとってどのように体験されているのかを把握し、体験を分類し、概念を割り当てることを目的としている。その方法の中心となるのが「了解」であり、「感情移入」である。「了解」は「了解心理学」の方法でもあるが、ヤスパースは現象学において用いられる「了解」を「静的了解」として、了解心理学における「発生的了解」から区別している（表2）。体験の外的な条件を明らかにする因果的な「説明」に対して、「了解」は「内側から」把握するものであるが、それが体験そのものを直観的に把握するのか、あるいはその連関を把握するのかによって、「静的了解」と「発生的了解」に区別されるのである。

しかし、現象学における「静的了解」と了解心理学における「発生的了解」を区別することができるのだろうか。また、主観的精神病理学としての現象学と客観的精神病理学を区別することができるのだろうか。「現象学の課題」に関して述べられている次の箇所からは、現象学、客観的精神病理学、了解心理学が実際には区別し難いことが分かる。

表 2　「了解」の分類（Jaspers 1913: 13-14, 145-147 による。第 9 版での対応箇所は Jaspers 1973: 22-24, 250-254）

		了解の仕方	対比されるもの
静的了解 ［感情移入］= 現象学		心的な状態を直観的に現前化する	感性的知覚
発生的了解	合理的了解	思考内容の連関を論理規則に従って了解する	（因果的）説明（客観的因果連関の認識）
	感情移入	心的連関そのもののうちへと入り込むことによって心的連関を了解する	

> 現象学の課題は、患者が現に体験している心の状態を、直観的に、ありありと思い浮かべ〔現前化し〕(anschaulich vergegenwärtigen)、その類似性をみて取り、できる限り鋭く限定し、それらを区別して確かな術語を割り当てることである。われわれは他者の心を、身体と同じように直接知覚することはできないのだから、そこではありありと思い浮かべること、感情移入、了解が問題となる。そうした了解が導かれるのは、心的状態の一連の外的な標識や、そうした心的状態が現れる条件を挙げたり、感性的・直観的な比較や象徴化を行ったり、示唆的な描写を行ったりすることによってである。そのためには、とりわけ、患者の自己描写が手助けとなる……。(Jaspers 1913: 24)

患者の体験そのものを把握し、記述する現象学は、その実際の遂行においては、客観的精神病理学や了解心理学と「交差」せざるを得ない（Jaspers 1973: 40）。現象学が記述するものは、客観的精神病理学や了解心理学、そしてまた説明心理学を援用しながら得られた直観に依拠しているのである。他方でまた、ヤスパースは、現象学をなお客観的精神病理学や了解心理学、説明心理学から区別されるものとして考えている。

患者の中で本当に起こっていること、患者が真に体験していること、彼の意識の中に与えられているもののあり方、彼の気持ちの具合などをありありと思い浮かべる〔現前化する〕ことが手始めで、この場合にはさしあたって関連や体験全体を全く度外視し、考え加えられたもの、基礎にあると考えられたもの、理論的な観念のごときはなおさらのこと度外視されるのである。事実、意識の中に存在するもののみが思い浮かべられるのである……。(Jaspers 1973: 47-48; 邦訳 上 : 83)

実際には客観的精神病理学や了解心理学から分離できないにもかかわらず、現象学はなぜ独立のものとみなされる必要があるのだろうか？　この問いに対する答えは、ヤスパースが精神病理的な体験を独立に存在するものと想定しているから、というものになるだろう。現象学は、客観的精神病理学や了解心理学の助けを借りながら患者の体験を把握するものであるが、患者の体験そのものは、現象学固有の対象なのであり、了解心理学の対象である体験の連関や説明心理学の対象である因果的関係から区別されるべきものなのである。

精神病理的な体験を独立して存在するものとして考える背景には、逆説的ながら、ヤスパースの精神病理学にとって、病的な体験の把握そのものが最終的な目標ではない、ということがある。ヤスパースの現象学は精神病理学にとって不可欠な部分ではあるが、その「準備作業」（Jaspers 1912: 393）に過ぎない。病理的な心的現象とはいったいどのような体験なのかを、その発生的連関を明らかにする前に確定し、概念化しておくのがヤスパース現象学の仕事なのである。

ヤスパースによるこうした現象学の位置づけは、精神病理的体験に関する現象学を謎めいた、不可能な企てにしてしまう。病的な体験が健常者の体験とは異なる、独自のものだとしたら、健常者はいったいどのようにして、そうした体験に接近することができるのだろうか。

ヤスパースは「感情移入」や外的な表出、患者の自己描写などを手掛かりに患者の体験を「共に生きる」ことを強調する。しかし、そのような手掛かりにおいて了解されるものは、健常者の自己の体験と類似のものに限られるのではないか。また了解のこうした制限は、現象学のみならず、体験の連関を対象とする了解心理学にも当てはまるのではないだろうか。ヤスパース自身、次のように述べている。

> 因果的なものは、無縁なもの、非了解的なもの、操作可能なものに関するものであり、了解は他者の中にある私自身、近しい者としての人間に関するものである。（Jaspers 1973: 384; 邦訳 中：238）

「了解」は外的な表出や他者の自己描写を手掛かりとしながら、他者の体験そのものの中に入り込み、他者の体験を「ありありと思い浮かべ」、また、体験の連関をたどるという作業であるが、そのリソースは自己自身の体験と体験連関なのである。そのリソースが有効ではない領域は、「了解」が機能する領域ではなく、因果的な説明と操作が機能する領域であるということになる。

ヤスパースは精神病理学に現象学を導入したものの、現象学がいかにして可能であるのかという問題意識は希薄である。「静的了解」としての現象学は、単に患者の体験を「直観的に生き生きと思い浮かべる」というものでしかないし、『精神病理学総論』で「現象学」に割り当てられている章では、客観的心理学や了解心理学、そして説明心理学を通して再構築された患者の体験のあり方を記述しているに過ぎない。そこで描き出されている体験は、ヤスパースの主張とは異なり、患者自身にとっての体験ではなく、健常者にとって「了解」可能なものに加工され、注釈をつけられた体験である。ヤスパースの精神病理学における現象学と了解心理学は、患者にとって病的な体験とはどのようなものであるのかを把握するために導入されたものだった。しかし、自己に似たものしか了解できないという「了解」の制約は、そうした企てを困難なものとする。さらに、説明心理学がヤスパースの精神病理学の中に位置づけられていることによって、この困難は解消されることなく、強化されることになる。本来、自己に似たものしか了解できない「了解」が自己と異質なものをいかにして了解しうるのかという問題[4]が十分に追究されることなく、了解困難なものは、「了解不可能」なものとして、因果的説明の領域に追いやられることになるのである。

患者の経験を精神科医がいかにして把握できるのかという問題は、ビンスワンガーやブランケンブルクなどによって展開された現象学的精神病理学も抱えていた問題である。この問題については、次節で検討することにしたい。

4　現象学的精神病理学の展開と限界

パルナスとサスが指摘しているように（Parnas & Sass 2008: 250-51）、ヤスパースは現象学の重要性を認識しながらも、「現象学的分析」がいかなるものであるのかに関する議論を提供しそこねていると言うこともできるだろう。

ヤスパースは精神病理学における現象学の役割について論じた論文の中で、現象学一般に関して、フッサールが「決定的な歩みを印した」と述べている（Jaspers 1912: 393）。しかしまた、ヤスパースはフッサールの現象学と自分の「現象学」の違いを意識し、自分の「現象学」はフッサールの言う「本質直観」ではなく、「記述的心理学」にあたるものだと断り、それが「経験的」な記述であることを強調する（Jaspers 1973: 47, Anm. 1）。

他方、フッサールの現象学（やハイデガーの哲学）に依拠して、ビンスワンガーやボス、ブランケンブルク、そして木村敏《びん》などによって展開されていく精神病理学のアプローチは「現象学的精神病理学（あるいは現象学的精神医学、現存在分析など）」と呼ばれる（ここではこうしたアプローチを「現象学的精神病理学」と一括して呼ぶことにしよう）。

現象学的精神病理学は、精神障害をもつ人の体験もしくは経験そのものに焦点を当てるという点や、精神障害をもつ人との直接的な交流を重視するという点などでヤスパースの精神病理学と共通点が多く、またヤスパースの精神病理学から大きな影響を受けているが、病的な経験の本質的な構造を、健常者を含めた経験の構造一般と密接に関連させながら、探究していくというところにその特徴がある。現象学的精神病理学は病的経験の本質的な構造を探究することを通じて経験一般の構造を探究し、逆に、経験一般の構造を探究することを通じて精神病理の構造を探究するのである。

われわれが患者との現存在分析的な交わりにおいて求める秩序は、これとは全く性質を異にする。それは健康と疾病、正常と異常などの概念の此岸に立つものであり、すべての資料（Daten）を現存在、現存在のあゆみ、現存在の実現などの一定のありかたとして解釈する方向においてはじめて可能なものである。そこでわれわれは、ごく一般的に「現存在分析的秩序」を問題にすることにする。これは純粋現象学的な性質のものである。（Binswanger 1994a: 334; 邦訳 1: 4-5）

……世界内存在としての人間存在の可能性の諸条件が、精神病者においては生《なま》の形であらわれている……。精神分裂病者における「常識（sens commun = 共通感覚）」の喪失（……）あるいは空間性や時間性の歪曲《わいきょく》などといった変質そのものの中に、人間生活を可能にするものを垣間《かいま》見させているのである。（Tatossian［1979］2002: 17; 邦訳 7）

現象学的精神病理学のこうした特徴は、ヤスパースのように現象学を「準備作業」として位置づけることを不可能にするものだろう。ヤスパースにとって、現象学は精神病理学が探究すべき心の状態をあらかじめ確定するためのものであり、精神病理学にとって不可欠な部分ではあるが、精神病理学の本体そのものではなかった。しかし現象学的精神病理学にとって現象学は、精神病理的な体験を一旦描きだしたならば、もはや精神病理学にとって不用になるようなものではない。

だがもちろん現象学のこうした位置づけは、現象学的探究が精神病理的経験を把握できることを保証するものではない。現象学的精神病理学は、精神科医の経験――精神病者との直接的な交わり――に依拠しているものとされる（Ibid.: 18; 邦訳 8）。しかしそこから、精神科医の個人的な経験からなぜ客観的で普遍的な構造を導出することができるのか、という問題が生じることになる。そもそもなぜ精神科医は精神病理的な経験に到達できると言えるのだろうか。

現象学的探究の普遍性と病的経験

現象学的探究が単に個人的な経験をもとにした思弁ではなく、客観性・普遍性を備えたものであると言えるのはなぜか、という問題は現象学的精神病理学のみならず、現象学一般にとっての問題となりうる。この問題をフッサールは（遺稿で）「間主観性」の問題として考察している。

どの自我も自分を中心点として、いわば、座標のゼロ点として見出す。そして自我は、そのゼロ点から世界のあらゆる事物……を観察し、秩序づけ、認識する。しかし、どの自我もこの中心点を相対的なものとして把握している。(Husserl 1973a: 116; 邦訳 23)

自我たちあるいは――普通の言い方では――人間たちは、こうしたことすべてについて互いに理解し合っている。誰もが、場合に応じて自分にとってそれぞれに現出する事物への関係のうちで自分の経験を行い、この経験に基づいて判断し、この判断を他者との相互了解において交換する。(Husserl 1973a: 118; 邦訳 25)

私は自分のパースペクティブから事物を経験・認識し、またそうした経験・認識が一定のパースペクティブからのものであることを把握している。私たちは自らの判断を他者の判断と交換することを通じて、事物の客観的な認識を手にし、共通の世界を構成するのである。しかし、そのような判断の交換はいかにして可能になるのだろうか。他者の経験のあり方は、私の経験のあり方と大きく異なっているかもしれない。私はそのような経験をいかにして理解し、私の判断と他者の判断を交換することができるのだろうか。

フッサールは、私と他者の相互理解の可能性を正常性の規範によって根拠づけようとする。私が他者の経験を理解し、その判断を交換することが可能なのは、私が他者と同様の、正常に機能する身体を有しているからなのである。この同等性があるからこそ、パースペクティブの交換が可能になる。もちろん、他者の異常な経験を私が理解することは不可能ではない。しかしそれは、その異常なことが、私の身体にとっても経験しうるものとして想定される限りにおいてである（Husserl 1973b: 527; 邦訳 398）。異常は正常の「志向的変様（intentionale Modifikationen）」（Husserl 1963: 154; 邦訳 225）としてのみ理解される（Cf. Husserl 1973b: 162; 邦訳 II: 518）。そうだとすれば、フッサールが考える客観性や共通の世界とは、正常に機能する身体と理性を備えた主体によってのみ構成されるものであるということになるだろう。次の引用文はフッサールのそうした考えを明確に示すものである。

《私たち》と《私たちの世界》は、私たちにとって存在確信のある、具体的に完全な（心理物理的に理解された）世代的な連関を指示しているのではない……。そのさい排除されているのは幼児であり、他方では精神を病んだ人々、および一般に病気の人々も同様に、彼らが異常性のうちに生きるかぎりで排除されている。少なくとも彼らは勘定に入れられてはおらず、彼らの《ともに生きるということ》が、部分的に他の人々や完全に標準的な人々とともに活動しているかぎりでのみ算入される。（Husserl 1973b: 178; 邦訳 482）

フッサールにとって、精神障害をもつ人々の経験は正常な経験の「変様」としてのみ理解されるべきものである。精神障害をもつ人々は《私たちの世界》の正式なメンバーではなく、正常な「成熟した人間」（Hua. XV: 140; 邦訳 II: 489）の活動の一部に参加している限りでのみ、その準メンバーとして認められているに過ぎない。

このようなフッサールの考え方を精神病理学にそのまま適用するならば、精神病理学とは、精神病理的な経験を、正常な経験の変様として捉え、その変様の構造を明らかにし、そのことによってまた、正常な経験の構造の解明に寄与するものであるということになるだろう。

現象学的精神病理学が実際にそうした傾向を有していたことは、先のビンスワンガーとタトシアンの引用からも明らかであろう。ビンスワンガーはまた、（フッサールの『デカルト的省察』とシラジ（Wilhelm Szilasi）によるその解説に依拠しながら）「躁病《そうびょう》」患者や「妄想病者」の経験をまさに「共通世界の構成の挫折」として捉えている（Binswanger 1994a; 1994b）。

> アリーヌの例でわれわれは、妄想においては自分の生活世界が実際に踏み越えられることがなく、また他人との相互理解（間接現前［Appräsentation］にもとづく）も可能ではないことを見ている。この点を、他人と網目こまかく「もつれあっていること」、他人への絶え間ない、苦悩にみちた従属性ということで、ごまかされてはいけない。（Binswanger 1994c: 478; 邦訳 110）
> アリーヌの妄想は現象学的には……間接現前のまたひいては共通世界の、構成の挫折のなかに見られるのである。（Ibid.: 479; 邦訳 112）

しかし、精神病理的な経験において、経験の本質的な構造が変様し、「共通世界」への参与が不可能になっているのかどうかについては、現象学的精神病理学の内部でも議論のあったところである。

ビンスワンガーは、「健康と疾病、正常と異常などの概念の此岸に立つもの」を追究しつつも、「世界内存在」の構造の「変容（Abwandlungen）」として、精神病理を捉えていた（Binswanger 1947: 10, 194; 邦訳 7, 262-63）。ビンスワンガーのこうした捉え方に対して、ボスは「世界内存在」とは「現存在の一切の関与の基盤をなしている本質構造」であり、変容しうるようなものではないと批判する（Boss 1957: 93-95; 邦訳 102-3）。この批判に対して木村はビンスワンガーを支持しながら「ハイデッガーが世界内存在という表現で言い表した現存在のありかたこそが、分裂病者において本質的に疑問に付されているかもしれない」（木村［1985］2007: 162）と主張し、ビンスワンガーとボスの捉え方の違いを両者の診療経験の違いに求めようとする。つまり、ボスは（重症の統合失調症患者に関する）臨床的経験の乏しさとハイデガーへの忠実さのために、統合失調症患者において現存在の構造が変様しうることを理解しそこなっていたのだと。

確かに、世界内存在の「変容」として精神病理を捉えることは可能であろうし、そのようなアプローチが精神病理に関する有益な知見をもたらす可能性もあるだろう。また、ボスはただ、ビンスワンガーがハイデガーに忠実でないことを非難しているようにも思える。しかし、「世界内存在」が変容することがあり得ないというボスの主張は、精神病理をもつ人と健常者が同じような経験の構造をもっているということに力点があるのではなく、精神病理をもつ人においても、世界の内に、われわれと共に、存在するというあり方そのものが損なわれることはない、ということに力点があるものと捉えるべきではないだろうか。

現存在分析論的にはうつ病者も分裂病者も、はたまた健康者も、たとえ全くことなった知覚作用と態度様式のゲシュタルトの中にあるとはいえ、存在の明るみの領域としての同じ《世界》に属しているのである。しかし心理療法中に、一人の患者の実存が健康な医師との共同相互存在を通じて、かつこの共同相互存在により気分づけを変えられて、この患者に出会ってきて彼をよび求めてくるところの存在領域が、根元的共在性という基盤の上で、再びその全き内実と意味連関において彼に開かれてくるということはありえよう。そしてこれが患者に、彼の関与可能性の全体を意識的に自らのものとさせ、本来的な責任性をもった自己へと集中させて、事物と人間への関係において《正常な》決着へともたらすべく、彼の姿勢をかえさせることにはなるだろう。(Boss 1957: 113-14; 邦訳 119)

経験を交換するプロセス

現象学は、経験が、経験している当の主体にとってどのようなものであるのかを探究の主題とする。しかし現象学は単に個人の経験を記述するものではなく、経験のあり方の普遍的な本質を客観的に把握することを目指すものである。普遍的な本質を客観的に把握するためには、現象学的な探究を実践する複数の主体が、それぞれのパースペクティブの違いを自覚しつつ、経験を相互に交換しあうプロセスが必要になる。

先にみたようにフッサールはこのような共同体から「精神を病んだ人々」を排除するが、現象学的精神病理学はまさに精神障害をもつ人々の経験のあり方を探究の主題としている。現象学はいかにして精神病理的な経験に到達することができるのだろうか。一つの方法は、精神科医の臨床経験を手掛かりにするというものであろう。精神病理的な経験を当事者自らが語ることが困難である状況においてはそれが唯一の手段であるように思われる。

しかし現象学的精神病理学を遂行する精神科医は、果たして自らの経験を他の精神科医と交換することによって精神病理の普遍的本質に到達することができるのだろうか。現象学的精神病理学には精神科医と患者との「あいだ」（木村［1985］2007: 157）や「関係」（Tatossian 2002: 25; 邦訳 19）を強調することによって、研究のプロセスを患者との共同作業として捉えることが試みられてきた。しかし、それが真の共同的なプロセスとなるためには、そうした経験が精神科医自身の「精神医学的な経験」（Tatossian 2002: 22; 邦訳 14）以上のものであることを担保する何らかの方法が必要となるだろう。

自分とは異質な体験を生きる他者の内面世界を再構成しようという試みは、ネーゲルが「客観的現象学」と呼んだものに近いのではないか。ネーゲルの「客観的現象学」は、体験の主観的性格を「自己投入」や「想像」に依拠することなく、そうした体験をもち得ない者にとっても分かるような仕方で記述することを目指すものであった（Nagel 1974: 449-50; 邦訳 277-78）。そのような試みにおいては、体験の内容そのものが取り出されて、（困難ではあるが原理的には）記述の対象となりうるようなものとして想定されている。

フッサールの現象学がこうしたネーゲルの「客観的現象学」と（そしてまたヤスパースの現象学と）決定的に異なる点は、フッサールが経験と対象の相関関係（Gallagher & Zahavi 2008: 24-25; 邦訳 37-38）を指摘するところにある。フッサールの現象学にとって、意識経験はその対象や世界と切り離されて存立するものではなく、常に対象や世界との相関関係において成り立っている（Husserl［1930］1952: 149, 152; 邦訳 27, 32）。フッサールの現象学においては、したがって、意識経験を探究することは、意識経験の中で対象と世界がいかにして構成されているのかを探究することでもある。上述したように、フッサールは意識経験の主体として正常な成人（「成熟した人間」）のみを想定している。フッサールにとって意識経験の構造は、正常な成人の経験の構造であり、客観的な世界とは、そうした正常な成人主体たちによって構成された世界である。

しかしもちろん、正常な成人を厳密に定義することは不可能であり、誰が正常な成人なのかを一意に決定することはできない。身体の病理と正常の間、精神の病理と正常の間を明確に線引きすることも不可能である。そうだとすれば、次のように考えるべきなのではないか。われわれは単にパースペクティブの違いを有しているだけではなく、それぞれ異なる仕方で事物や世界を経験しているのであり、「共通の世界」はそうした差異を相互に調整することによって成立している。この差異が大きく、他者との差異の調整に失敗する人が、「精神障害者」として共通の世界から排除されることになるのではないだろうか。

精神障害をもつ人たちを共通の世界の担い手として認めることがなければ、現象学的な意味において、精神障害をもつ人たちの意識経験に到達することは不可能である。現象学的な意味における意識経験とは、事物や世界を構成するものとして捉えられるものだからである。そして事物や世界を構成するものとしての他者の意識経験を把握することは、私が他者とともに、私の意識経験と他者の意識経験を調整しながら、共通の世界を共に構成する作業を通じてのみ可能になる。

他者の体験は、体験そのものを切り出して把握しようと思っても、同じような体験を経験していない限り、そこには困難が伴う。ヤスパースの精神病理学は、「真正」な病的経験を結局は「了解不可能」なものの領域の内に留めてしまった。他方ビンスワンガーらの精神病理学は、病的経験を健常者の経験の「変様」として捉えようとしたものであり、健常者の視点からの把握の試みであったと言える。

精神病理への現象学的な接近は、病的経験を現象学的な意味での「体験」として、つまり現実を構成するものとして捉え直すことによってのみ可能となるのであり、そしてそのことは、精神病理的体験を生きる当事者と当事者の病理的体験に巻き込まれた人々が、共に「現実」と「世界」を構成しながら、それぞれのパースペクティブと経験のあり方の差異に意識を向けることによってのみ可能となる、というのが本節の主張である。現象学をこのように捉え直すことによって、現象学は「当事者研究」と親和性の高いものとなるだろう。この点については第10章で再び取り上げることにしたい（第10章第4節）。

5　薬物療法と精神病理学

本章ではこれまで、脳機能局在論の展開とそれに対するフロイトや哲学者の反応と、ヤスパースの精神病理学や現象学的精神病理学の主張を確認してきた。それらの主張は、脳機能局在論の「解剖学的構築」に抗して、心的体験や精神障害の体験そのものへのアクセスを確保しようとしたものだと言うことができるだろう。

精神障害への生物学的アプローチにとって、一九世紀以降の脳機能局在論の展開と同程度、もしくはそれ以上に、重要な意味をもっているのが、一九五〇年代の向精神薬の登場である。向精神薬の登場は、精神医学の歴史にとって最も重要な出来事の一つであり、精神医学の治療実践と精神障害の捉え方に大きく影響を与えた。本節は精神病理学と治療法との関係という、精神医学の当初から存在した問題に関連づけながら、向精神薬の登場が精神障害の概念と精神病理学にどのような影響を与えたのか、また、与え続けているのかを考えていくことにしたい。

精神病理学と治療法

精神医学においては、伝統的に精神病理そのものを研究する「精神病理学」と「治療法」とが区別されて考えられてきた。「精神病理学（Psychopathologie/psychopathology）」という言葉は一八四〇年代頃から現れているが（Shorter 2005: 233; OED 2018）、一般に使われるようになるのはおそらく一八七〇年代以降である。ドイツ語圏では一八七五年にクラフト＝エビングによる教科書が出版されて以降、「精神病理学」をタイトルに冠した教科書が多く出版されている（Krafft-Ebing 1875; Emminghaus 1878; Müller 1889）。しかし、精神病理学という言葉が一般化する前から、「精神的な病の病理学」という言葉は使われていた。ロイポルトの『精神医学の教科書』（Leupoldt 1837）では、第1部が「人間学的な基礎」、第3部が「治療（法）」となっているのに対して、第2部が「精神的な病の病理学」にあてられていて、この「病理学」には、病因論、精神的な病の「型と経過」、個々の精神的な病に関する記述などが含められていた。またグリージンガーも一八四五年に『精神的な病の病理学と治療（*Die Pathologie und Therapie der psychischen Krankheiten*）』という著作（Griesinger［1845］1861）を出版している。このグリージンガーの著作のタイトルが明確に示しているように、精神病理学は精神的な病の治療と対比されるものとして位置づけられていた。他方エミングハウスの教科書『精神病理学総論——精神障害研究入門』では、「疾病分類学総論」、「病因論総論」、「病理解剖学・生理学総論」の三部構成になっていて、「精神病理学」の中に分類学、病因論、解剖学・生理学が含まれるという構造になっている。この意味での精神病理学は、精神障害そのものに関する学であるということになり、やはり「治療（法）（Therapie）」と対になるものということになるだろう。

精神的な病そのものを対象とする精神病理学と、治療に関する議論を区別して考えるのは、自然な考え方であるように思える。対象となる病の原因や生理学的メカニズム、経過などを把握するということと、治療法の開発は別箇のものであり、また前者が後者の前提になると考えるのは、自然な発想であろう。

しかしそもそも治療法と精神病理学を切り離して考えることは可能なのだろうか。クレペリンはすでに、精神障害の分類にあたって、治療反応性を考慮に入れるべきであることを示唆していた。「真の疾病過程」を把握するためには、病理学的－解剖学的な視点、病因論的な視点、純粋に臨床的な視点など様々な「境界設定の努力」が一致しなければならないというのがクレペリンの考えであった(Kraepelin 1910)。近代以降の科学実践は、むしろ自然の過程に介入することによって自然を知ることを基本としてきたし(Hacking 1983)、精神障害に関しては、現在では、治療的介入の結果が精神障害の分類を行う上で大きな意味をもつようになっている。たとえばＤＳＭ－５では、精神障害(mental disorders)の分類の妥当性を評価する基準(validator)の一つとして、「治療反応性」が考慮に入れられている。現在の精神医学の状況からすれば、治療効果を考慮に入れずに精神障害の分類を考えることは難しいだろう。逆に言えば、一九世紀の純粋な精神病理学の発展は、精神障害に関する有効な治療法が存在しなかったからであると考えることもできる。

向精神薬の影響

実際に治療反応性が精神障害のカテゴリーや分類に影響を与えるようになるのは、一九五〇年代以降の向精神薬の登場によってである。一九五〇年代前半に精神病に対する効果が確認されたクロルプロマジンや一九五〇年代後半に抗うつ作用が確認されたイプロニアジド（モノアミン酸化酵素阻害薬）、イミプラミン（三環系抗うつ薬）の登場は、精神障害の捉え方や精神医学的研究のあり方を大きく変えることになる（ヴァレンスタイン［1998］2008: 第2章; ヒーリー［1997］2004: 第2章）。

向精神薬による治療は、精神医学の歴史の中で、一定の効果がある実用的な治療法として初めて確立されたものであったと言えるだろう。もちろんそれ以前にも、精神障害に対して有効な治療法はいくつか開発されていた。一九一〇年代に開発された（進行麻痺に対する）マラリア熱療法、一九二〇年代の睡眠療法、一九三〇年代の（化学的・電気的）けいれん療法とロボトミーなど、二〇世紀に入ってから、精神障害に対して一定の効果がある治療法が開発されていく（Shorter 2005: 62-63, 69, 94-95, 163-64）。しかしこれらの療法は、侵襲性が高く危険なものであり（八木 2013）、向精神薬の登場以降は、（修正型）電気けいれん療法を除いて、あまり使われなくなっていく。向精神薬にはもちろん副作用があるが、不可逆的な外科手術であるロボトミーに比べれば、離脱も可能であり、侵襲性は相対的には低いと言えるだろう。

向精神薬の登場は精神医学に大きな影響を与えた。精神科医療は薬物治療が中心となり、以下に述べるように、生物学的アプローチが強まった。また、薬物によって精神障害の症状のコントロールが可能になり、脱施設化と地域精神医療を可能にしたと言われることもある（ただし、向精神薬の登場が脱施設化をもたらしたと考えることは間違いである。向精神薬の登場とほぼ同時期に米国で始まった脱施設化は、向精神薬の効果が確認される以前にすでに既定路線となっていた。第8章第3節参照）。他方でまた、向精神薬の登場は、「多剤多量」の処方や過剰投与、誤診による不必要で有害な投薬の可能性などをもたらすこととなった。

ここでは、向精神薬が精神障害の捉え方にどのような変化を与えたのかという点に焦点を絞ることにしよう。向精神薬の登場が与えた影響は、以下の四点にまとめることができるだろう。

第一に、精神障害患者に向精神薬が投与されることによって、精神障害の病態や経過が変化するということが挙げられる。統合失調症の場合、急性期の統合失調症患者に対しては、投薬するか否かではなく、どの抗精神病薬を使うかが問題となる。回復期にも急性期に最適化された薬物治療を副作用がなければ六か月は維持することが推奨されている（渡邉 2013）。また、近年では「精神病未治療期間」を短くすることが重要な課題として認識されており（山澤 2009）、統合失調症を発症したすべての人に、なるべく早く治療を施すことが求められている。そのため、統合失調症と診断されれば、基本的には投薬治療を受けることになる。発症後の多くの統合失調症患者の病態は、投薬によって修飾されたものであるということになる。

第二に、向精神薬が実際に治療的効果をもつことから、その作用機序を説明するため、精神障害の生化学的な基盤に関して様々な仮説が生み出されてきた。たとえば、クロルプロマジンなどの抗精神病薬の作用は、ドーパミン受容体を遮断することによって生じるという仮説が立てられ、ドーパミン受容体の過剰刺激が統合失調症の生物学的基盤であるという仮説が提出されている（ヴァレンスタイン [1998] 2008: 107–20）。また、抗うつ薬の作用機序に関する検討はうつ病の「生体アミン仮説」に寄与してきた。モノアミン酸化酵素阻害薬は生体アミンを破壊する酵素の作用を阻害し、三環系抗うつ薬は生体アミンの再取り込みを阻害する。これらの抗うつ薬や生体アミンを欠乏させる作用をもつレセルピンの作用機序に関する考察から、うつ病の生体アミン仮説が確立されたのである（ヴァレンスタイン［1998］2008: 94–105; 竹林ほか 2004）（なお現在ではドーパミン仮説や生体アミン仮説を補う様々な仮説が検討されている（黒木 2011; 橋本 2013））。

第三に、投薬に対する治療反応性が精神障害の分類に影響を与えてきたということが挙げられる。精神障害の分類に実際に影響を与えた薬剤の例としては、リチウムとＳＳＲＩ（選択的セロトニン再取込阻害薬）がある。リチウムは一九四九年にすでに躁病への治療効果の可能性を指摘されていたが、その有効性（特異性）が受け入れられたのは一九六〇年代末になってからだった（ヒーリー［2008］2012: 114–48）。リチウムの躁病への特異的な有効性の実証は、統合失調症やうつ病と双極性障害を診断において明確に区別するように促しただけでなく、双極性障害Ｉ型とII型の区別、およびＤＳＭにおける気分障害からの双極性障害の分離独立を促した（Ibid.: 145–46）。しかし他方で、抗うつ薬として開発された三環系抗うつ薬やＳＳＲＩがうつ病のみならず、強迫性障害や社会不安障害、摂食障害などに対しても効果を示したことは、ＤＳＭ－IIIおよびIVにおける分類体系の正当性を揺るがすことになった（Kufper et al. 2002: xviii–xix）。

そして第四に、製薬会社の販売戦略が精神障害の診断や捉え方に大きな影響を与える可能性がある。開発した向精神薬がある特定の精神障害に有効であることが臨床試験によって示され、規制当局から認可されれば、製薬会社は販売戦略を考えることになる。売上を増加させるには、市場占有率を上げる（つまり精神科医に売り込む）か、市場を拡大するかのいずれかが必要であろう。市場を拡大させるには、薬が適応となっている疾患を広く認知させることがおそらく最も有効である（ヴァレンスタイン［1998］2008: 第6章；井原 2016）。その結果として、より軽症の患者が精神科を受診することになり、（ある種の「ループ効果」（Hacking 1999）によって）適応疾患の診断を下される患者の病態は臨床試験でその薬効が確認された被験者の病態とは異なったものとなっていく可能性がある。

薬物療法と精神病理学

薬物療法は一定の効果があることが示されてきたがために、精神障害の病態や分類、捉え方などに大きな影響を与えてきた。しかし、治療に関する文脈から切り離して精神障害そのものを解明しようとする精神病理学の理想からすれば、「治療反応性」が精神障害の捉え方に大きな影響を与えることは、好ましくないに違いない。治療反応性に左右されない精神障害そのものの把握は、二つの方向性をもちうるだろう。一つの方向性は、症状や治療反応性に基づく分類ではなく、病因論的・病理生理学的な基盤に基づく分類を目指す方向性である。これは古典的な精神病理学がもっていた方向性であり、また、DSMが将来的な方向性として指向しているものである（第5章）。二〇一三年に出版されたDSM－5では、「特定の（精神）障害や障害スペクトラムを完全に妥当なものとする疑いの余地のない病因論的もしくは病理生理学的なメカニズム」が特定されるまでは、「臨床的な有用性」と「治療反応性」が重要な基準であり続けるだろうと述べられている（APA 2013: 20）。現状では臨床的な有用性と治療反応性に頼らざるを得ないが、病因論的・病理生理学的なメカニズムに基づいた分類こそが目指されるべきものなのだ、というのがDSM-5での立場である。

もう一つの方向性は、症状・シンドロームを対象とするものとしての精神病理学へと立ち返るものである。ヤスパースの精神病理学の伝統を引き継ぐヤンツァーリクがかつて「精神病理学の危機」と題した論文（Janzarik 1976）で示したのがこの方向性だった。この論文はヤンツァーリクが一九七五年に行ったハイデルベルク大学教授就任講義をもとにしたものである。ヤンツァーリクのこの講義は、ハイデルベルク大学を中心に精神病理学の歴史をたどるとともに、反精神医学の影響や薬物療法などへの関心の高まりによって、精神病理学が危機に陥っていることを指摘し、精神病理学の意義を改めて訴えるという内容のものだった。ヤンツァーリクは「自然科学的-医学的、そして診断的な考慮から自由な、異常な心的現象へと向けられた、精神医学の基礎科学としての精神病理学」は、ヤスパースの『精神病理学総論』（1913）にその起源があると述べ、ドイツ精神病理学の原点をヤスパースに求めている。精神病理学を理解しようとしない者は、治療実践でうまくいっていたとしても、「学問性」を要求してはならない（Ibid.: 79）[5]。精神医学の中心に位置するのは、「自然科学的に境界づけられる疾病単位（Krankheitseinheiten）」ではなく、「精神病理学的にのみ定義されるシンドローム」なのである、というのがヤンツァーリクの主張だった。

古典的な精神病理学は、治療の文脈と切り離して、精神病理そのものを探究するものであった。ヤスパース以来の精神病理学の伝統も、精神病理そのものを探究するという方向性は共有している。そうした方向性からすれば、薬物療法などの治療への反応性は精神病理を理解する上での補助的な資料となるとしても、そうした反応性が精神病理の捉え方を決めるということは避けるべきであるということになる。そのような精神病理学の理想は、自然の過程に関する知識とそうした知識の応用の区別という発想に基づいているが、すでに述べたように、現代科学の研究実践にとっては、自然の過程に介入し、その結果を観察することは不可欠な要素になっている。精神病理の研究において、治療反応性を全く考慮に入れないということは考えられないだろう。

他方で、精神病理を研究する上で薬物治療に対する治療反応性を過大に評価することも避けるべきであろう。ランダム化比較試験は治療効果を調べる上で最も科学的な方法であるとされているが、その方法が適用できる治療法は限られたものであり、ランダム化比較試験によって有効性が示された治療法のみが利用されることになるならば、有効であるかもしれない他の治療法が排除されてしまうことになる（ヒーリー［1997］2004: 第7章）。同様に、精神障害の把握において、介入の手続きとその結果が明確に示される臨床試験の結果にのみ依存することは、他の視点から得られる情報を有効に活用することを妨げてしまうことになる。

また、臨床における投薬が当事者の力を奪ってしまう可能性があることについても十分注意する必要があるだろう。過剰な投薬や誤診による不必要な投薬が当事者の力を奪うことはもちろんだが、標準的な投薬であっても、それが当事者の社会的な能力に対してどのような影響を与えるのかはまだあまりはっきり分かっていない。後述するオープンダイアローグ・アプローチ（第8章第5節）においては、急性期を「窓が開いている」状態であると捉える（Seikkula & Arnkil 2008: chap. 3）。急性期には投薬などで鎮静させてから、治療可能な状態にするというのが一般的な精神科医療の考え方だと思われるが、オープンダイアローグは、急性期こそが治療的介入の好機であると考えるのである。

第II部　精神障害の概念と分類

第4章 認知症、統合失調症、自閉症の系譜学
――統合失調症と自閉症はなぜ重要な精神障害となったのか

現代の精神医学において、統合失調症と自閉症は、重要な意味をもつ障害（群）である。統合失調症は、精神病（psychosis）、さらには精神障害一般の代表的なものとみなされてきた。一方自閉症は、現在では「発達障害」の代表的な障害の一つとみなされ、大きな関心を集める障害となっているものである。統合失調症と自閉症の系譜学をたどることによって、現代精神医学における精神障害概念の特徴の一端を明らかにすることが本章の目的である。統合失調症も自閉症も、その系譜をたどると、「認知症」から派生してきたものであることが分かる。統合失調症は、最初にクレペリンが概念化した際には、早期に発症する認知症、「早発性認知症（痴呆）」と名づけられていた。また、自閉症はもともと、統合失調症の一つの症状として考えられていたものであり、カナーやアスペルガーによって幼児期から発症する「自閉症（Autismus/autism）」として概念化されていった。

歴史的には、最初に認知症の概念が知られ、ついで、「早期」に発症する認知症として統合失調症が概念化され、さらに、幼児期から見られる「自閉症」が発見されたということになる。しかし現代

において、統合失調症は早期に発症する認知症であり、自閉症は幼児期からみられる統合失調症の一つの症状であると考えるならば、それは不適切なものとなるだろう。認知症と統合失調症、自閉症の区別は、現代の精神医学を特徴づける一つの要素である。本章ではこのことを確認しながら、現代医学における精神障害の概念の一側面に光を当てることを試みる。

1　知的障害と認知症

日本語でも西欧諸語でも、知的障害と狂気は区別されてきた。日本語では、白痴（知的障害）と癲《てん》狂《きょう》（癲癇《てんかん》と狂気）が区別されてきたし(1)、英語ではidiocy（白痴）とinsanity（狂気）が区別されてきた。一般に白痴は持続的で先天的な知的障害を指すのに対し、狂気は後天的で（場合によっては）治療可能な状態を指すものである。他方、dementia（認知症）は一般に、このどちらにも当てはまらない状態、つまり、後天的で持続的・進行的な認知機能の障害を指している。

Dementiaのこうした捉え方は、一八世紀以降に定まってきたものである。Dementiaはラテン語としては錯乱や狂気を指す語として使われ、英語でも一八世紀中ごろまでは狂気一般を指していたようである（Glare 2012; OED 2018）。この語が持続的・進行的な認知障害を意味しなければならない理由はないように思われるが、他の語との関係で、意味が割り当てられていったのだろう。また、一八世紀になるまで、後天的で持続的・進行的な認知障害を意味する語が定まっていなかったということからは、それまでそうした状態を明示的に指す語が必要とされなかったということが推測される。

ベリオスたちは、dementia の意味の収斂《しゅうれん》を三つの時期に区分して説明している。一七世紀まではdementia は、年齢や原因、生得的であるかどうか、不可逆的であるかどうかにかかわらず、精神的社会的能力を欠いた状態を指していたが、一八世紀には、後天的な知的能力の欠如という意味が加わり、一九世紀までには、高齢者における、認知に影響を及ぼす不可逆的な状態を指すようになっていった(Berrios et al. 2003)。

第2章でも触れた疾病分類で有名な一八世紀のウイリアム・カレンは、amentia（認知障害）を amentia congenital（先天的な認知障害）、amentia senilis（老年性認知障害）、amentia acquisita（外因性認知障害）の三つに区分している（Cullen [1785] 1812: 78-79）。カレンの疾病分類をフランス語に翻訳したピネルは amentia の訳語として démence を当て、ピネルの弟子のエスキロールは、démence を回復可能な急性、回復不可能な慢性、老年性の三つに区別している（Shorter 2005: 72; Berrios 2017）。

「変質説」で有名な一九世紀のモレルは、démence を普遍的な現象として捉えている（変質説とは、後天的に生じる精神障害が遺伝的に継承され、世代を経るにつれて重篤化していくという考え方である。Shorter 2005: 238）。モレルは、年を取るにつれて脳の活動が減退していくことによって知的な能力が衰えていく「自然な認知症」と、「脳の病的な状態に由来する認知症」があるとする。後者の認知症は、「宿命的な年齢」に達する前に病的な状態のためにもたらされた知的能力の減衰である（Morel 1860: 837-38）。

2　統合失調症の概念形成

統合失調症（schizophrenia）の概念形成は、前節で確認した認知症の意味の変遷と密接に関連している。統合失調症はクレペリンが概念化したものと言えるが、統合失調症という言葉を作ったのは後述するようにブロイラーであり、クレペリン自身は「早発性認知症（dementia praecox）」という言葉を使っていた。そしてこの早発性認知症という言葉を最初に使ったのは、前節で紹介したモレル（Morel 1860）だとされている。

ただし、クレペリンはモレルから直接影響を受けているわけではない（Berrios et al. 2003）。クレペリンのラテン語表現 dementia praecox は一つの障害概念を示す術語として使われていたが、モレルはフランス語の表現 démence précoce を用い、特に術語として意識して使っていたわけではない。前節で説明したように、モレルは認知症を自然な加齢もしくは脳の病的な状態によって知的能力が減退した状態として捉えていて、特別な障害とは認めなかった。モレルにとって、démence précoce とは、脳の病的な状態により、通常の年齢よりも早期に出現した知的機能減退の状態を指しているに過ぎない。

しかし、直接的な影響がなかったとしても、モレルの認知症の捉え方は、クレペリンの早発性認知症の概念に間接的な影響を与えているのではないだろうか。いずれにせよ、加齢ではなく脳の病的な状態による知的機能の減退を認知症の一つのタイプとして挙げたモレルの捉え方は、早発性認知症＝

統合失調症がなぜ現代の精神医学において重要な概念となったのかを考える上で示唆的である。

統合失調症概念の意義

一九〇八年の論文（Bleuler 1908）で「統合失調症」という言葉を作り出したブロイラーは早発性認知症＝統合失調症概念の意義について次のように述べている。

われわれはクレペリンの体系における他のすべてのタイプの疾病とはっきりと区別される全疾病群を早発性認知症あるいは統合失調症の名の下に統括することにしよう。……われわれは、この概念によって達成された進歩は、長い間他の疾病像の下にかくされていた進行性麻痺の発見による進歩よりも大きいと評価する。その理由は、早発性認知症の問題は、かつての進行性麻痺の学説が提示されたことよりも、あらゆる精神病の体系に関与するところが大きいからである。

（Bleuler［1911］1988: 2; 邦訳 2）

進行性麻痺の謎の解明は精神医学における大きな成果である。精神障害の原因は当時ほとんど解明されていなかったが、進行性麻痺は梅毒が原因であることが解明されつつあった（Shorter 2005: 193–94）。クレペリンが初めて「早発性認知症」という言葉を使ったのは、『精神医学』の第４版（1893）においてである（Hoff 1994）。『精神医学』第５版では、早発性認知症のために割かれたページ数は一六ページほどであったが、一九一三年の第8版では、早発性認知症の記述は三〇〇ページを超えるまでに膨張している（Kraepelin 1896 [1976]; 1913）。クレペリンの早発性認知症の概念の提案以降、早発性認知症の概念は研究者によって受け入れられ、様々な研究が進められていった。クレペリンの早発性認知症は、それ以前の研究者によって提案されていた「破瓜《はか》病」や「緊張病」をそのうちに取り込んでいくとともに、クレペリンに触発されて展開していった他の研究者の研究の成果を取り込んでいくことによって、肥大化していく。

早発性認知症の概念はなぜこれほど急速に受け入れられていったのだろうか？　ブロイラーによると、どのような急性状態が不治の終末状態に移行するのかを明らかにすることが当時の精神医学の課題となっていた。クレペリンは予後不良の精神病に共通する特徴を取り出し、早発性認知症と名づけ、躁うつ病（双極性障害）と区別したのである（Bleuler 1911 [1988]: 1）。予後不良の状態へ移行する精神病が一つの統一体を形成しているのだとしたら、その謎を解明することは精神医学の大きな進歩となるであろう。かくして早発性認知症＝統合失調症は、重要な精神障害となったのである。

しかし早発性認知症もしくは統合失調症という名のもとに分類される症候群が果たして一つの統一体をなしているのかは、クレペリンの時代から議論の対象となってきた。（ブロイラーも統合失調症は複数の疾病を含むものと考えていた）早発性認知症に対しては、メランコリー、マニー、急性・慢性錯乱、偏執症などの治らなかったものを単にまとめたものに過ぎないという批判があった。それに対してクレペリンは、早発性認知症の概念を用いることによって症例の経過と転帰を予測することができるのであり、自然の法則性を再現できるのだと主張する（Kraepelin 1913: 939; 邦訳 244）。

クレペリンは、原因や症状、経過、転帰、解剖学的所見など様々な視点からの捉え方が一致することによって初めて、一つの精神障害を統一体として確立できると考えていた（第2章第9節）。しかしクレペリンの期待に反して、統合失調症は今にいたるまでクレペリンが考えたような疾病の型として確立されるにはいたっていない。むしろ最近は統合失調症の異種性が強調されるようになってきている（岡崎 2014）。統合失調症は単一の原因によって引き起こされ、同じような経過をたどり、程度の差異はあれ本質的に同一の終末状態を迎えるような統一体として切り出せるようなものではなく、様々な過程を寄せ集めたものであるという考え方が強くなってきた。そのような統合失調症をなお一つの精神障害とみなし続けることにどのような意義があるのだろうか。統合失調症がスティグマ化しやすいものであることを考えるならば、統合失調症という単位を維持すべきか否かが改めて問われなければならないだろう。

3　統合失調症とスティグマ

精神障害は一般にスティグマとなることが多いが、統合失調症は特にスティグマになりやすいものであり、統合失調症とスティグマの問題は従来から問題になってきた。なぜ統合失調症はスティグマになりやすいのだろうか？　スティグマとは通常期待される特性から逸脱した特性であり、その特性をもつことによって、社会的に差別されたり排除されるようなものである（Goffman［1963］1983: 2）。統合失調症の概念史を考えれば、統合失調症がそのような意味でのスティグマの役割を担ってしまうのは、ある意味当然の帰結であるとも言える。精神障害という特徴づけ自体が社会からの排除を引き起こす可能性があるが、「早発性認知症」という診断は、精神障害の症状をもっている人が、基本的には回復しないことを宣告するものであるという否定的な効果をもっていた。

ブロイラーが「統合失調症（ドイツ語 Schizophrenie、以下英語 schizophenia に従ってスキゾフレニア）」という名称を考え出したのは、「早発性認知症」としてグルーピングされた症例の中に「不治」とも「早発」とも言い難いものが含まれていると考えられていたからであり、その限りでは、「統合失調症」という名前はスティグマ化を弱める要素をもっていたともいえる。しかし、予後に関するブロイラーの見方は基本的にはクレペリンと変わらない。クレペリンも「早発性認知症」とグルーピングされる症例の中に必ずしも不治でも早発でもない例が含まれている可能性があることを認めているし、また逆にブロイラーは、早発性認知症（統合失調症）はある程度回復することはあっても決して元通りになることはないというクレペリンの見方を共有していた。ブロイラーのねらいは、この障害の本質を特徴づける言葉を考え出すことにあったのであり、そのような本質を示す言葉として、「精神の諸機能の分裂」を意味するスキゾフレニアという言葉を選択したのである。その意味では、ブロイラーの「統合失調症」の概念は、この障害の本質主義的な概念化に寄与したと言うことができるだろう。

日本では、スキゾフレニアとスティグマの問題は訳語の問題がからんで少し複雑な経緯をたどっている。スキゾフレニアは長い間「精神分裂病」と訳されてきた。この訳語は「精神の諸機能の分裂」を本質的な特徴とするブロイラーのSchizophrenieの訳としては、忠実な訳であるとも言えるが、そのイメージに対する拒否感が強く、日本精神神経学会は、二〇〇二年に訳語を「統合失調症」に変更することを学会として決定した。この名称変更のインパクトは大きく、変更後は（病名変更が直接の要因と言えるかどうかは分からないものの）病名告知率が上がったという報告もある（西村 2006）。「精神分裂病」から「統合失調症」への変更は、スキゾフレニアの「病」としてのイメージを弱めることによって、脱スティグマ化の効果を生み出しているものと考えることができる。「精神分裂病」という言葉はいかにも不治の病という印象を与え、告知がためらわれることが想像できるものであるが、「統合失調症」という言葉は一時的な症状で回復可能なもの、という印象を与える。

統合失調症は現在の研究では、一定の割合で回復が期待されるものとされている（伊藤ほか 2014）。「精神分裂病」から「統合失調症」への名称変更はスキゾフレニアの理解の変化に対応しているとも言えるだろう。この訳語変更は脱スティグマ化という点では有効であったが、スキゾフレニアという原語は不変なのに、訳語だけ変えることに伴う問題もある。ブロイラーは精神の機能の分裂を本質的な特徴とするものとして、スキゾフレニアという言葉を創案した。訳語の変更によって、スキゾフレニアが含意しているそうした意味が読み取りづらくなるという問題がある。また、スキゾフレニアを「症」と呼んでいいのかという問題である。スキゾフレニアはDSMでは、「精神障害（mental disorder）」の一つとみなされている。「精神障害」は単なる症状ではなく、一連の症状の根底に何らかの機能不全があるものを指すものと考えられている（第5章参照）。そのような意味での精神障害を「症」と呼ぶことが適当か否かは検討する余地があるだろう。[2]

4 自閉症の系譜学

一九世紀末から二〇世紀を通じて統合失調症は精神医学において、最も重要な障害であり続けた。一九世紀以降の精神障害の概念にとって最も重要な出来事が、統合失調症の概念化であったのに対して、二〇世紀中頃以降の精神障害の概念にとって最も重要な出来事は、自閉症の概念化であろう。特に一九八〇年のＤＳＭ－III以降、発達障害は、精神医学の重要な領域となっていった。

自閉症（autism/Autismus）という言葉を最初に概念化したのは、統合失調症という表現を作り出したブロイラーである。ブロイラーは単に言葉を作り出しただけでなく、統合失調症の中核的な症状とは何かを考えた。ブロイラーが統合失調症の本質と考えたのが、連想の分裂に加えて自閉的傾向だったのである。統合失調症患者は現実との接触を欠き、つながりのある思考をもつことができず、自分に閉じこもっている。ブロイラーは統合失調症の病像をそのように描き出した（Bleuler［1911］1998）（なおブロイラーは後にこの自閉症という言葉について誤解を与えるものとして撤回している（Shorter 2005: 34））。

現代的な意味での「自閉症」について初めて報告したのはアスペルガーとカナーである。アスペルガーは、一九三八年の「精神的に異常な子供」という論文で、子供の「自閉的な精神病質者」に関する報告を行い、一九四四年にも論文を出版している（Asperger 1938; 1944）。カナーは、一九四三年の論文（Kanner 1943）で「情動的接触の自閉的障害（autistic disturbance）」をもつ子供の報告を行い、一九四四年の論文（Kanner 1944）では、「早期幼児自閉症」という言葉を作り出した(3)。アスペルガーもカナーも子供の自閉症と統合失調症との関係について言及している。アスペルガーは、自閉症の一部のタイプは、統合失調症と関係が深く、統合失調症に移行するものと考えた。他方カナーは、自閉症と統合失調症との類似性を認めつつも、統合失調症が成長のある段階において発症するのに対して、カナーが報告している障害は、生まれたときからのものであり、その点において、「小児期統合失調症」とははっきりと区別されると述べている（Kanner 1943）。

一九七〇年代には幼児期の自閉症が小児期統合失調症と連続的なものなのかどうかが盛んに議論されている（Kolvin 1972a; 1972b）。自閉症に関する代表的な学術誌*Journal of Autism and Developmental Disorders*（『自閉症と発達障害』）は、一九七一年の創刊当初は*Journal of Autism and Childhood Schizophrenia*（『自閉症と小児期統合失調症』）という名称であったが、一九七九年に現在のタイトルに名称変更を行っている（Schopler et al. 1979）。このタイトルの変更は自閉症の位置づけの変化を示す象徴的な出来事であろう。一九七〇年代初頭には、自閉症は統合失調症との関連が強く意識されていたが、一九七〇年代の後半には、自閉症は「発達障害」の枠内で理解されるようになっていったことがうかがえる。

一九八〇年に出版された、DSM-IIIでは、「幼児期自閉症の家族に統合失調症が生じるケースが増えることがないように思われ、そのことは両者が別物であるという説を支持する」とされ（APA 1980: 87）、また、「幼児期自閉症」と小児期に生じる統合失調症との「鑑別診断」の基準が示されている（Ibid.: 89）。

ＤＳＭの初版（1952）と第2版（1968）では、自閉症／自閉症的という言葉は、「統合失調症（的反応）小児期型」を特徴づける性質として記述されていたが、ＤＳＭ－Ⅲでは自閉症は統合失調症と切り離され、「広汎性発達障害群」のカテゴリーに含まれる障害として位置づけられることになった。

一九八七年のＤＳＭ－Ⅲ－ＴＲ（第3版テキスト修正）では、「発達障害」のグループの中に精神遅滞、広汎性発達障害群、特異的な発達障害群が配置されている。一九九四年のＤＳＭ－Ⅳでは、このグループは解消され、広汎性発達障害群は、精神遅滞や注意欠陥障害群などとともに、「通常幼児期、小児期、青年期に最初に明らかになる障害群」に配置され、ＤＳＭ－Ⅲに近い位置づけに戻っている。二〇一三年のＤＳＭ－５では、障害分類の大幅な改訂が行われ、ＤＳＭ－Ⅳまでの「通常幼児期、小児期、青年期に最初に明らかになる障害群」の章は、「神経発達障害群」と名前を変え、知的障害、コミュニケーション障害、自閉スペクトラム障害、注意欠陥多動障害、特殊な学習障害などが配置されることとなった。

ＤＳＭ－５における障害分類体系において、知的障害および注意欠陥多動障害が神経発達障害群の章に配置されたことは、発達障害の位置づけに関する象徴的な意味をもっている。「発達障害」という言葉がＤＳＭに登場するのはＤＳＭ－Ⅲにおいてであるが、ＤＳＭ－Ⅲでは、「発達障害」は、幼児期自閉症を含む広汎性発達障害群と特異的発達障害群（読書障害などの学習障害）のみに使われ、知的障害（精神遅滞）や注意欠陥障害などは、発達障害のカテゴリーには入っていなかった。DSM-5は、自閉症だけでなく、精神遅滞や注意欠陥障害などを含めた、幼児期から青年期までの間に発現する障害を神経発達障害群という大きなカテゴリーの中に組み込んだのである。

上述のように、DSM-III-TRでは、発達障害群というカテゴリーの中に一旦精神遅滞などが入れられながらも、DSM-IVではそうしたグルーピングが解消されるなど紆余曲折はありつつも、DSM-IIIからDSM-5にいたるまでの間で、発達障害の位置づけはより包括的で重要なものとなっていった。DSM-5における精神障害の定義では、DSM-IVまでの、「生物学的」もしくは「心理学的」な機能不全に加えて、発達的過程における機能不全がその根底にあることが精神障害の条件とされている。生物学的な基盤とも、心理学的な基盤とも異なる基盤として、発達的過程が付け加えられることになったのである。

第2節で確認したように、一九世紀末の統合失調症の概念化は、一九世紀以降の精神障害の概念の歴史の中で最も重要な出来事の一つであると言える。他方で、一九七〇年代以降現在にいたるまでの、自閉症を中心とした発達障害の重要性の拡大は、現在の精神医学と精神科医療のあり方に大きな影響を与えている。本章では、統合失調症と自閉症という、個別の障害の概念史の概略を確認しながら、精神障害の捉え方の変化を明らかにしようとしてきた。次章では、精神障害の概念と分類一般について考察することにより、現代の精神医学の特徴をつかむことを試みてみたい。

第5章　DSMとICD——精神障害を分類する試みの現代史

現代の精神医学において、精神障害の分類は二つの分類体系、ICDとDSMが支配的な位置を占めてきた。ICD（国際疾病分類）はWHOが作成しているもので、DSMはアメリカ精神医学会が作成しているものである。ICDは一九四八年のICD-6（第6次改訂）から精神障害に関する章を設け、DSMは初版が一九五二年に出版されている。一九八〇年に出版されたDSM-III（第3版）は、診断基準を明確化することによって、分類体系のみならず、個々の精神障害の捉え方に大きな影響を与えることになり、精神医学の領域を超えた影響力をもつものとなった。しかし、精神医学の内部では、DSMやICDの分類体系が精神障害の研究の進展を妨げるものであるという意識が生まれ、米国のNIMH（国立精神保健研究所）は、DSMおよびICDの分類体系に代わる障害分類を作成するプロジェクト（RDoC）を進めている。本章では、ICDとDSMの歴史を確認するとともに、RDoCの意義についても検討し、現代における精神障害の分類体系について考えてみることにしたい。

1　ＩＣＤ－６における「精神および行動の障害」の章の登場

第2章第5節で述べたように、疾病分類の整備の近代的な試みは、一八世紀のソヴァージュの試みに始まると考えられている。一九世紀中頃からは、国際的に統一された疾病分類を作成しようという機運が高まり、国際会議が開催されるようになった。一八九三年にシカゴで開催された会議において採択された疾病分類 *The Bertillon Classification of Causes of Death*（『バーティヨン死因分類』）は、初めて国際的に認められた疾病分類であり、ＷＨＯが現在作成しているＩＣＤ（国際疾病分類）の源流として位置づけられている（この分類は、パリ市の統計局長であったバーティヨン（Jacques Bertillon）によって作成されたものなので、こうした名前になっている）。その後、この分類は一〇年ごとに改訂されることとなり、改訂のための会議がフランス外務省の支援を受けてパリで開かれていった（Commission internationale 1903; WHO 1948）。この分類の名称は版によって微妙に異なるが、おおむね *Nomenclatures des maladies*（*International Lists of Diseases*）と呼ばれている（そのため、『国際疾病目録』などの訳のほうが正確であるが、ここではＩＣＤとの連続性を重視して、国際疾病分類としておく）。一九四八年の第6次改訂（ＩＣＤ－６）からは、ＷＨＯが国際疾病分類の作成を行うことになり、ＩＣＤ－６では *International Classification of Diseases, Injuries and Causes of Death*（『疾病、傷害、死因の国際分類』）というタイトルになっている。ＩＣＤでは、原則として、器官にかかわるものと、感染症など全体にかかわるものという観点から大分類が行われてきた。この原則は「本性（nature）ではなく、解剖学的部位によって」病気を分類するという考え方に由来するとされている（Commission internationale 1903: 3）。

国際疾病分類に精神障害に関する章「精神および行動の障害」が創設されたのは、このＩＣＤ－６においてである。この章は、器官による分類というＩＣＤ（およびその前身の国際疾病分類）の分類原則に反したものとなっている（他の章では原則として disease（疾病）という言葉が章のタイトルとして使われているのに対して、この章だけが disorder（障害）という言葉をタイトルに使っていることは、この章がＩＣＤの分類体系の中にあって異質な位置を占めていることを示している）。それ以前の疾病分類では、統合失調症などの精神障害は「神経系と感覚器官の病気」の章に含まれていた。精神障害が神経系の機能と密接な関係があることは明らかであり、この分類は妥当なものだと言える。精神障害を神経系の疾病（neurosis）とみなす分類はカレン以来の伝統でもある。ＩＣＤ－６で、ＩＣＤの分類原則にうまく当てはまらない章をなぜわざわざ新設したのだろうか？　ＩＣＤ－６の序論は、それまでの歴史的経緯を説明しているが、精神障害の章が加えられることになった背景については説明がない。

Nomenclatures des maladies の最後の版がまとめられた一九三八年とＩＣＤ－６の出版年の一九四八年の間にある最も大きな出来事は戦争、第二次世界大戦である。一九五二年に出版されたアメリカ精神医学会のＤＳＭの序文では、第二次世界大戦が障害分類に与えた影響について述べられている（APA 1952）。ＤＳＭの序文ではさらに、ＩＣＤ－６の障害分類は、（陸軍の疾病目録をベースにした）軍の目録に似たものとなっていることが指摘されている。そうしてみるとＩＣＤ－６における精神障害

の章の追加にも、第二次世界大戦における精神障害の診断ニーズの変化と増大がその背景にあると言えるのかもしれない（次節参照）。ＩＣＤ－６における精神障害の章の作成の経緯がどのようなものであったにせよ、精神障害の章が一度作られると、国際疾病分類の中に精神障害の章が位置づけられていることが精神医学にとって重要な意味をもつことになってくる。

認知症の位置づけをめぐる最近の議論はそのことをよく示す出来事である。現在、ＷＨＯはＩＣＤ－11の準備を進めている。[1] ＩＣＤ－11のドラフトでは、一時、認知症を精神障害の章から神経系の疾病の章に移すという案が発表された。この案に対して各国の精神医学系学会から強い批判が出た（武田 2017; 神庭 2017）。たとえば、国際老年精神医学会は、認知症を神経系の疾病の章に移してしまうと、認知症患者は精神科の治療を受けることができなくなり、患者や家族に不利益を与えることになると批判した（IPA 2017）。今回は認知症が対象となったが、歴史的な経緯を考えれば、統合失調症などの精神障害が神経系の疾病に吸収されることは十分に想像可能である。もしそうなったら、神経内科と神経外科があればいいのであって、精神科は必要ないということになりかねない。

もちろんＩＣＤは、各国の診療科の分類を拘束するものではないので、ＩＣＤの分類体系が精神医学の医療実践に直接的には影響があるものではない。しかし各国の精神医学系の学会が今回のＩＣＤドラフトの案に対して強い反対を即座に展開したことから、ＩＣＤの分類体系が実際の各国の診療実践に影響を与えるものであることが示唆される。少なくとも各国の精神医学会による今回の反対声明ではそうした懸念が示されている。ＩＣＤ－６で精神障害に関連する章が設けられたことによって、精神医学は医学の一分野として位置づけられるとともに、その分類体系によって影響を受けることになったのだと言える。

2　DSM-IとDSM-II

アメリカ精神医学会（American Psychiatric Association、APA）が発行している『精神障害の診断・統計マニュアル（DSM）』は、精神医学の動向に多大な影響を与えてきた。DSMは一九五二年の初版（DSM-I）の発行以来、数次の改訂を経て、最新の版は二〇一三年に出版された第5版（DSM-5）[2]である。本節では、DSMの初版の出版の経緯とDSM初版およびDSM-IIの特徴についてまとめておくことにしたい。

DSMの初版（DSM-I）はもともとアメリカ精神医学会が全米衛生委員会と協力して作成していた精神病院のための統計マニュアルを改訂・改題して出版したものである。マニュアルを大幅に改訂する必要が生じた背景として、第二次世界大戦による新たな診断ニーズの発生が挙げられている。開戦と開戦準備に伴う徴兵や戦争の遂行、退役軍人への対応などにおいては、通常の市民生活では生じない診断ニーズが生じ、通常の市民生活における診断カテゴリーはその「約一〇％」しか利用できなかったとされている。そうした場面においては、たとえば、通常の市民生活では重要ではない「精神病質パーソナリティ障害」という診断名が重要になるし、強いストレスに対して神経症的な反応をみせる人には、「精神神経症的（psychoneurotic）」なラベルを与える必要がある、と考えられたのである。こうした状況の中で、米国の海軍や陸軍、退役軍人援護局は、一九四四年、四五年、四六年にそれぞれ独自の目録を作り始める。また、一九四八年には、WHOのICD－6に、精神障害に関する章が加えられることになる。米国では、精神障害に関する様々な目録が並行して使われることとなった。アメリカ精神医学会は、軍の疾病目録の成果を取り入れながら、マニュアルを再統一するものとして、DSMを作成したのである。

DSMはまた、米国の公的な疾病分類 Standard Nomenclature of Diseases and Operations（「疾病と治療の標準目録」）の一部を構成するものでもあった。DSMは精神障害の診断名を（国レベルで）公的に定めた初めてのマニュアルであり、米国のみならず他の国でも広く流通することになる（APA 1952: ix）。上述のように国際的な分類としては、ICD－6（WHO 1948）に精神障害[3]関連のセクションが初めて設けられているが、ICD－6があくまで分類を目的としていたのに対して、DSM－Iは「診断マニュアル」としての性格をもつことに特徴があった。

DSM－Iの作成に当たっては、「すべての精神医学的診断がもつ記述的性質を認め、精神障害の病因、病理学、予後の見通し、治療に関する考え方を将来明確化するためのデータを集めることを可能にする」分類体系を提供することが目指されていた（APA 1952: 9）。そうだとすると、分類体系は記述的なアプローチに基づいて作成されているようにも思えるが、実際の分類体系は病因に関する理論的な前提を背景として作られていた。DSM－Iの大分類のタイトルには「脳組織の機能のインペアメントを原因とする」「障害群」とか「心因性の障害」というような言葉が使われている。ＤＳＭ－Ｉはまた、「反応（reaction）」という言葉を障害名（「統合失調症的反応」など）や障害に関する記述に数多く使っているが、それはアドルフ・マイヤーの心理生物学的な見方を反映していたからだとされる（APA 1994: xxv）。

ＤＳＭ－IIでは、この「反応」という言葉が多くの障害名から削除されているが、「統合失調症的反応」の「統合失調症」の変更に関して、ＤＳＭ－IIの序文では次のように言われている。「ラベルの変更は障害の性質をかえるものではなく、障害の性質や原因に関する継続的な議論を妨げるものでもない。用語・統計委員会は障害が何であるのかに関して合意に達しようとしたができなかった。委員会は、障害を何と呼ぶのかに関して合意に達しただけである」（APA 1968: ix）。この文は、ＤＳＭが精神障害の名前や分類体系に関しては統一的なマニュアルを提供することには成功したものの、精神障害の病因や性質の捉え方が学派によって様々に異なるという問題を抱えていたことを示唆している。

3　ＤＳＭ－IIIと記述的アプローチ

ＤＳＭ－ＩとＤＳＭ－IIが抱えていた病因に関する意見の違いという問題は、病因に関する理論的立場を排除する「記述的アプローチ」がＤＳＭ－IIIで導入されることによって一応は解決をみることになる。しかしこの「記述的アプローチ」は最終的なものとして位置づけられていたわけではなく、むしろ病因に関する研究を推し進めるために採用されたものであった。こうした考え方は、ヘンペルが精神医学への導入を提案した「操作的基準（operational criteria）」に影響されたものと考えることができる。そこで、ＤＳＭ－IIIの診断基準について確認する前に、ヘンペルの考え方について概要を押さえておくことにしよう。

ヘンペルは、米国精神病理学会が開催した一九五九年の会議の冒頭で、精神障害の分類に関する講演を行っている（Hempel 1961）。ヘンペルはこの講演で、科学的言明において使用される術語は明確に規定され、すべての人によって同じ意味において使われるものでなければならないと主張している。そのために必要とされるのが術語の「操作的定義」である。「操作的定義」とは科学的語彙を客観的に観察可能なテスト（操作）の結果によって定義するものであり、もともとはブリッジマン（Bridgman 1927）によって提唱された考え方である。(4)

操作的定義に対するこうした捉え方は科学研究の進展に関するヘンペルの想定を背景としている。ヘンペルに従えば、科学は博物誌的な段階、つまり「研究の対象となっている現象を記述し、そうした現象に関する単純で経験的な一般化を行う」段階から、理論的な段階、つまり、「探究の対象となっている経験的な対象の包括的な理論的説明の獲得に次第に重点が置かれる」段階へと進む。医学においては、この進展は症候学的な視点から病因論的な視点への移行を意味している（Hempel 1961: 6–7）。化学元素の観察的・現象的な特徴づけに基づく分類が、原子構造や分子構造に基づく定義にとって代わられたように、単に症状にのみ基づいた操作的基準は、症状を説明することができる病因論的な理論にとって代わられなければならない、というのがヘンペルの主張だった（Hempel 1961: 16-17）。

ヘンペルのこの講演の内容はＥ・ステンゲルやＡ・ルイスを介してＩＣＤ－８（WHO 1967）およびＤＳＭ－Ⅱ以降の診断基準に影響を与え（Stengel 1959; Fulford & Sartorius 2009）、ＤＳＭ－Ⅱでも「操作的定義」という言葉が導入されている（APA 1968: xiv-xv）。しかし、「操作的定義」という言葉が導入されたものの、ＤＳＭ－Ⅱの記述の性質はＤＳＭ－Ⅰと大きく変わってはいない。「操作的定義」もしくは「操作的基準」の考え方が本格的に採り入れられるのはＤＳＭ－Ⅲからである（ただし、一般には、ＤＳＭ－Ⅲ以降のＤＳＭの診断基準は「操作的基準」であると理解されているものの、ＤＳＭ－Ⅲでは、「操作的基準」という言葉は登場せず、以下に述べるように「記述的アプローチ」という言葉が使われている）。

ＤＳＭ－Ⅰはすでに精神医学の世界ではすでに一定のインパクトを与えていたが、ＤＳＭ－Ⅲは精神医学の世界を越えて研究や司法など様々な領域に影響を及ぼすものとなった（Bernstein 2011）。ＤＳＭ－Ⅲの特徴としては、多軸評価システム[5]や明確な診断基準を導入したことが挙げられるが、最大の特徴は「記述的アプローチ」を採用したことである。ＤＳＭ－Ⅲでは記述的アプローチについて次のように述べられている。

> 病因や病理生理学的なプロセスが解明されていて、それらが障害の定義の中に含まれているものを除いて、ＤＳＭ－Ⅲのアプローチは、病因や病理生理学的なプロセスに関する特定の理論的立場をとらない（atheoretical）。おそらくいずれは、病因が知られていない障害は、何らかの生物学

的病因をもつもの、何らかの心理学的原因をもつもの、また、主として心理・社会・生物的要因の特定の相互作用の結果として生じるものとして明らかになることだろう。（APA 1980: 7）

臨床家たちが病因に関する異なった理解や理論をもっていたとしても、「臨床的な現れ（clinical manifestation）」に基づいた精神障害の同定においては一致できるというのがこのアプローチの考え方である。この記述的アプローチは上述したように一般に「操作的基準」とも呼ばれ、ヘンペルの講演にその起源をもっていると考えることができる。しかし、DSM-IIIの操作的基準はヘンペルの講演やDSM-IIにはなかった特徴ももっている。DSM-IIIの診断基準は、（症状に関する基準に関しては）複数の症状（項目）を挙げ、そのうちの一定数を満たすことを条件としている。たとえば、「統合失調症的障害」に関してはA（症状に関する基準）：「奇異な妄想」や「幻聴」など六つの症状のうちの一つ以上に当てはまること、B：仕事や社会的関係、自立に関して発症前のレベルを下回っていること、C：持続期間が六か月以上であること（前駆期を含めてもよい）、D：うつや躁の症状がある場合には、精神病的な症状のあとに続くものであるか、あるいは、精神病的症状に比べて持続期間が短いこと、E：疾患の前駆期もしくは活動期の始まりが四五歳以前であること、F：症状は、器質的な精神障害もしくは精神遅滞によるものではないこと、が条件になっている[6]。このような基準の原型はセントルイスグループ（セントルイスのワシントン大学のグループ）によって一九七二年に発表されたファイナー基準（Feighner et al. 1972）にあるとされている（山崎 2009: 84）。

4　潜在的に生物学主義的な医学モデルと新クレペリン主義

セントルイスグループによる診断基準の作成の試みからDSM-III（1980）における記述的アプローチの採用へといたる流れの根底にある考え方は「新クレペリン主義」と呼ばれることがある（Klerman 1978; Hoff［1994］1996: 252）。ファイナー基準やDSM-III（以降）の診断基準はなぜ新クレペリン主義と呼ばれるのだろうか。新クレペリン主義は第2章第9節で確認したクレペリンの疾病概念とどのような関係にあるのだろうか。本節ではこの点について検討することにより、クレペリンの疾病概念の意義についてさらに考察していくことにしたい。

セントルイスグループの一人でファイナー基準の作成にかかわったグゼの（コンプトンとの）共著論文に、「精神科診断における新クレペリン主義革命」という論文がある。[7] この論文は、ファイナー基準の作成などに直接かかわった研究者が、その動きを新クレペリン主義と呼び、その意味を明確化するものであり、新クレペリン主義の検討にとって重要な論文である。

グゼたちは、その診断や分類においていまだに症状や経過などに依存している精神医学は他の医学の領域に比べて、病理的異常の同定や病理生理学的な知識の獲得という点において「遅れをとっている」とし、因果的なメカニズムに関する情報が不完全な状況において、分類や治療法を改善することができるクレペリン的なアプローチが重要であると主張する（Compton & Guze 1995: 197）。グゼたちが一九七〇年代の診断基準を「新クレペリン主義」と呼ぶのは、それが本来のクレペリンのアプローチの修正版であるからではなく、むしろクレペリンのアプローチへの「還帰」であると彼らが考えるからである。二〇世紀前半の米国では、精神分析や精神力動的な考え方の影響力が強く、一九六〇年代には精神医学において支配的な地位を得るにいたっていた（Scull 2015: chap. 11）。グゼたちは、特に米国で影響力が強かった精神力動的なアプローチから、「医学モデル」、つまりクレペリン的なアプローチへの還帰の動きを、「革命的」な新クレペリン主義と呼んでいるのである。精神力動的なアプローチが支配していた長い停滞期を経て、医学モデルにようやく還帰した、ということなのだろう（グゼは、一九九二年に『医学の一分野としての精神医学』（Guze 1992）という本を出版している）。

しかし、クレペリン的なアプローチはいかなる意味において「医学モデル」的なアプローチなのだろうか？　クレペリン自身は確かに精神医学を医学に統合することを指向していたと考えることができる。しかし、クレペリンの指向と、グゼたちの捉え方には少しずれがあるように思われる。そしてまたこのずれは、グゼたちが進めた診断基準研究とＤＳＭ－III／IVにおける記述的アプローチのずれでもある。以下ではそのことについて指摘しておきたい。

グゼたちは、クレペリンのアプローチを「記述的精神医学」であるとし、そのアプローチは、「精神疾患の器官」としての脳を重視する精神医学における「医学モデル」と整合的であると主張する（Compton & Guze 1995: 200）。この「医学モデル」と対比されているのが、精神力動的な精神医学における、原因に関する「理論的」な観点である。しかしグゼたちのこの理解には、二つの点において問題がある。第一に、クレペリンのアプローチを記述的なアプローチと特徴づけることは正確ではない。第二に、記述的なアプローチとグゼたちの言う「医学モデル」の関連性はあまり高くない。クレペリンの疾患概念の特徴は、上述のように、症状だけでなく、経過や原因、治療への反応、解剖学的所見などの多様な視点の合致によって診断と疾病概念が確立されると考えることにある。

クレペリンのこのアプローチは、DSM-III/IVの記述的アプローチよりもむしろ、セントルイスグループの診断妥当性に関する研究で示されていた考え方に近い。セントルイスグループの診断妥当性に関する研究で最初期に発表された論文（Robins & Guze 1970）は、「妥当な分類が科学の本質的な一歩である」とした上で、診断の妥当性にとって重要な「フェーズ」として、（1）「臨床的記述」、（2）「実験室での研究」、（3）「他の障害からの区別」、（4）「フォローアップ研究」、（5）「家族研究」を挙げている。この五つのフェーズは互いに影響を与えながら、「より同質的な診断グループ」の形成に寄与するものとして提案されていた。興味深いことに、この論文では（一か所だけだが）「妥当な実在（valid entity）」という言葉が使われている。「もし同じ障害が、患者の近縁にも多くみられるのであれば、そのことは、妥当な実在を扱っているのだということを強く示唆する」（Ibid.）。つまり、精神障害の分類は、「妥当な実在」をつかまえるためのものであり、五つのフェーズはその目的に寄与するだろうということである。セントルイスグループのこうしたアプローチは、多様な視点から「疾病型」に迫ろうとしたクレペリンのアプローチに近いものと言え、また、シデナムからピネルまでの植物学的な疾病概念からは少し遠いと言える。

ただし、セントルイスグループのアプローチとクレペリンのアプローチには、大きな違いがある。クレペリンは、疾病型の決定にとって、「原因」は重要な要素であると考えていた（クレペリンは「原因」を考慮に入れなければ、真の疾病型の確定はできない、と述べている（Kraepelin 1910））。一方、セントルイスグループのアプローチでは、「原因」に関する探究は、上述の五つのフェーズの中には入っていない。むしろ、五つのフェーズの相互作用によってもたらされる同質的な診断グループは、「病因、発症機序、治療法の研究にとっての、最も適切な基盤となりうる」（Robins & Guze 1970）ものなのである。

セントルイスグループが「同質的な診断グループ」を決める要素から原因を排除したのは、原因の探究が困難であるからだけでなく、〈すべてを説明してしまう〉精神力動的な病因論を排除したいという動機があったからだろう。「米国の精神医学の大部分は、すべての現象を説明する精神分析の公式を利用しようとして、診断を余計なものとしてしまい、症状ではなく、「原因」を強調するようになってしまった」（Compton & Guze 1995: 200）。しかし、さしあたり病因論を排除して症状を中心とした記述的アプローチを採用することが、生物学的なメカニズムや原因の探究のための第一歩であるとなぜ言えるのだろうか？

第2章で述べたように、シデナムの存在論的な疾病概念は、「原因」の探究を放棄していた。疾病の原因はわれわれ人間にとって不可知のものであり、医師が行うべきことは、原因の探究ではなく、綿密な観察によって、疾病の種類を正しく見分け、適切な治療法を選択することである。これに対して、存在論的な疾病概念を否定し、病理学的な疾病概念の立場に立つブルセやウィルヒョウは、器官や組織、細胞の変異や生理学的なプロセスの異常そのものが疾病であると考えていた。こうした病理学主義的な立場は、症状の観察から疾病を構築することを否定し、病理学的なプロセスに疾病の本体と原因を求めることになる(8)。

クレペリンが原因を重視するのに対して、セントルイスグループは原因を排除するという違いはあるものの、クレペリンもセントルイスグループも記述的アプローチをとっていたわけではなく、臨床的記述を含んだ様々な視点から、疾病（障害）分類を行うべきだと考えていた。セントルイスグループは精神力動的な傾向を意識しながら、原因に関する探究を排除している。こうしたセントルイスグループのアプローチとクレペリン主義は両立するということも考えることができる。つまり、セントルイスグループはさしあたり原因に関する議論を排除しているが、障害分類を更新していく過程で原因・生理学的メカニズムの研究が進み、将来的には原因を考慮に入れた障害分類が可能になり、原因を考慮に入れた障害分類こそがより完成度の高い障害分類であると考えていたとも考えられる。

もしそうだとすれば、問われるべきなのは、セントルイスグループが提示した「フェーズ」の進展によって、原因の特定にいたるという見通しが有望なものなのか否かということであろう。クレペリンが模範事例として考えていた進行性麻痺と中毒、クレチン病は、精神障害の中で例外的に原因がはっきりしているものだった。クレペリンは、原因が不明の精神障害も、やがては原因が解明されていき、原因も考慮に入れた障害分類が可能になると考えていた（前節参照）。しかしその後の歴史は、クレペリンの期待に応えることはなかった。セントルイスグループが提示した「フェーズ」の研究も、その後、原因をつきとめるような発見にはいたらなかった。

もう一つの解釈の仕方として、セントルイスグループの目的は、原因の探究にではなく、原因の議論を先送りすることにのみあったという解釈がありうるだろう。セントルイスグループのアプローチは、原因に関する議論を棚上げにした上で、障害分類を作成することを可能にするものだった。もし原因に関する議論は意味がないのだと主張すると、そこで精神力動的な精神医学と回避し難い軋轢《あつれき》が生じることになる。そこで原因にかかわる議論を回避しつつ、反論することが難しい明確な基準のもとに障害分類を進めるという戦略がとられたのだと考えることができるだろう。実際、セントルイスグループのアプローチは、原因を想定する必要がないし、原因の発見が診断分類にどのように寄与するのかがはっきりしていない。近代の医学の発展は、基本的には病理学主義的な道を歩んできたと言えるが、一九世紀後半に病原体理論が確立し、人類を脅かしてきた多くの疾病の病原体が特定されていったことが、医学的探究は原因の探究をゴールにするべきであるというイメージを作り上げていったように思われる。しかし感染症や外傷性の疾病以外では、原因をつきとめることはそれほど意味があることではない。リスク要因の特定や転帰の予測、有効な治療法の探索が重要なのであって、必ずしも原因の探究が必要なわけではない。

コンプトンとグゼが考える「医学モデル」とは、「疾患を診断し、治療計画を立て、転帰を予測する」ことを特徴とするものであった（Compton & Guze 1995）。医学的・医療的実践がそうしたことを行うものであることは広く同意されるものだろう。しかしコンプトンとグゼはさらに、医学モデルは他のモデル、すなわち、「精神力動モデル」、「社会文化モデル」、「行動的モデル」、「生物・心理・社会モデル」とは異なり、様々な外的要因によって精神疾患を「説明」するのではなく、精神疾患の主要な器官である脳のメカニズムを探究することを重視するものだと主張する（Compton & Guze 1995: 199-200）[9]。

だが医学モデルが生物学的基盤の探究を重視するものであるということは必ずしも自明なことではない。表立って主張されているわけではないが、ＤＳＭ－IIIにおける精神障害の捉え方は、生物学主義的ではない医学モデルを提示したものと考えることができる。次節では、そのことについて確認することにしたい。

5　スピッツァーによる非生物学主義的な医学モデルと精神障害の定義

ＡＰＡの用語・統計委員会の委員長としてＤＳＭ－IIIの作成責任者であったロバート・Ｌ・スピッツァーは、ファイナー基準を踏まえてResearch Diagnostic Criteria（ＲＤＣ、研究診断基準）を作成している（Spitzer et al. 1975; 1978）。スピッツァーらはＲＤＣを作成する理由について、従来の診断基準（ＤＳＭ－II）が信頼性に関して大きな問題を抱えており、そのために妥当性が損なわれていることを挙げている（Spitzer et al. 1975; 1978）。スピッツァーにとって、診断基準の信頼性の向上は妥当性を確保するための重要な要素だったのである。スピッツァーもまた、ＤＳＭ－IIIの診断基準の作成の過程において、精神医学の医学化を進めようとしていたと言える。しかしスピッツァーは、コンプトンとグゼが理解していたような、生物学主義的な医学モデルとは少し異なった、言わば非生物学主義的な医学モデルを提示することによって、精神医学の医学化を進めようとしていたと考えることができる。以下では、スピッツァーとAPAの用語・統計委員会のメンバーであったエンディコットとの共著論文を手掛かりに、そのことを示すことを試みたい。

スピッツァーとエンディコットは医学的障害に「操作的基準」を与え、その下位分類として精神障害を位置づけることによって医学化を果たそうとしている。彼らはまず、疾病（disease）と障害（disorder）の関係について、疾病が「病理生理学（的メカニズム）がすでに知られている進行性の身体的障害」を意味することが多いのに対して、障害は疾病（および疾患（illness））よりも広い言葉であるとする（Spitzer & Endicott 1978: 17）。つまり、障害概念はその基底となる病理生理学的メカニズムが知られていないものも包括するのである。そのような意味での医学的な障害とその下位分類としての精神障害をスピッツァーらは次のように定義する。

医学的障害は、生体の機能不全から生じる、比較的はっきりと区別される状態である。生体の機能不全は進行した形態もしくは極端な形態では、直接もしくは内在的に苦悩や障碍《しょうがい》、あるいは他の種類の不利（disadvantage）に結びついている。不利は身体的なもの、知覚的なもの、性的なもの、人間関係にかかわるものなどである。このような状態をもつ個人は、潜在的には、医療専門職もしくは関連する専門職、そして社会の注意を必要としている。／精神障害は、医学的な障害であって、その現れは主として心理的（行動的）な性質をもつ徴候もしくは症状であり、もしそれが身体的な場合には、心理的な概念を用いてのみ理解されるものに限られる（Ibid.: 18）。

この定義では、医学的障害は、「生体の機能不全（organismic dysfunction）」から生じるとされていて、生物学的な基盤をもつものであることが想定されているようにも読めるが、彼らはこの「生体の機能不全」が「身体的な性質（physical nature）」をもつものであると想定してはいないとわざわざ断っている（Ibid.: 3）。身体的な性質をもっていることが排除されているわけではないが、それが前提されているわけでもない。

スピッツァーらのこの定義は、コンプトンとグゼが示した医学モデルとは整合的でないようにみえる。コンプトンとグゼが脳のメカニズムの探究を重視するのに対して、ここでの定義では、精神障害の現れが心理的・行動的な性質をもつものであることが強調されている（なおこの強調はＤＳＭ－Ｉでも行われていたものであり、その点では、ＤＳＭ－Ｉ以来、精神障害の捉え方は一貫していると言える）。また、上述のように、ここでの「障害」とは、基底的な病理生理学的メカニズムが知られていないものを包括する概念である。スピッツァーらは、精神障害を生物学的病因や病理生理学的病因が明らかになっているものに限るべきであるという意見に対して、そうした限定は「過度に制限的」（Ibid.: 36）なものとして退ける。

ただし、前節で確認したように、こうした障害の定義は、現時点では、基底的な病理生理学的メカニズムは知られていないが、将来的にはそれが解明されることが期待されているものと考えることも可能である。こうした解釈は、潜在的な生物学主義と呼ぶことができるだろう。スピッツァーらはこうした解釈を明示的に退けてはいないが、障害の基盤となる機能不全が「身体的な性質」に限られないことを注記していることから、こうした解釈を前提にすることは、少なくとも拒否しているように思われる。

同時期の一九七七年に提案されたエンゲルの生物・心理・社会モデル（第8章第1節参照）が、疾病概念の拡張によって、精神医学の医学化（医学への包摂）を果たそうとしていたのに対して、スピッツァーらは「障害」を疾病概念より上位の概念として定義するとともに、「医学的障害」の下位分類として精神障害を位置づけることによって精神医学の医学化を進めようとした。スピッツァーたちもまた、エンゲルとは異なった形で、新たな医学モデルを提案しようとしていたと考えることができるだろう。

スピッツァーたちの提案の問題点は、医学的障害という言葉が一般的ではなかったし、その後も広まらなかったということである。すでに触れたように、WHOのICD-6に初めて精神障害の章が追加されたとき、「障害（disorder）」という名前がついた章は精神障害の章だけだった（WHO 1948）。このことは、ICDの分類体系の中で、精神障害が異質な位置を占めていることを示唆する。[10]

いずれにせよ、スピッツァーたちの障害に関する考え方は、DSM-IIIにおける精神障害の定義に反映されている。スピッツァー自身が執筆したDSM-IIIの序論では以下のように定義されている。

精神障害とは、臨床的に重要な行動的もしくは心理的な症候群かパターンであり、個人において生じるそうした症候群やパターンは通常、不快な症状（苦悩）もしくは機能の重要な領域の一つにおけるインペアメント（impairment）（障碍（disability））と結びついている。さらに、行動的、心理的、もしくは生物的な機能不全が存在し、そのような障がい（disturbance）が個人と社会の間の関係にのみ存在するわけではないことが推測される。（もし障がいが個人と社会との間の衝突に限定されるのであれば、それは社会的な逸脱であり、称賛できるものであるか否かにかかわらず、それ自体は精神障害ではない。）（APA 1980: 6）

この定義においては、機能不全はより明確に、行動的、心理的、生物的な機能不全のいずれかであるとされ、機能不全が生物的なものに限定されていないことが明確化されている。また、ここでは、「社会的逸脱」に関する規定が加えられている。この規定は、個人と社会との間の軋轢や、社会的逸脱そのものを精神障害と見なすことを防ぐための規定であり、一九六〇年代～七〇年代の同性愛と精神障害の関係をめぐる社会的論争が大きな背景となっている。この問題については、第7章で改めて主題的に取り上げることとしたい。

6 DSM-5とディメンジョナル・アプローチ

前節でみたように、DSM-IIIにおける精神障害の定義は、非生物学主義的なものであったと言うことができる。しかし、コンプトンとグゼのように、セントルイスグループの診断基準からDSM-IIIにいたるまでを、潜在的に生物学主義的な医学モデルに沿ったものであると捉える見方もあった。DSM-IIIの記述的アプローチに基づく診断基準によって、生物学的な基盤に関する研究が進展するのではないかという期待が、漠然と共有されていたのではないかと思われる。そのことは、DSM-5の改訂作業を進める中で表面化してきた、DSM-IIIおよびIVの分類体系が、生物学的な研究の妨げになっているという不満によって逆に示されているように思われる。

DSM-IIIの次のメジャーな改訂であるDSM-IVはページ数を大幅に増やしたものの、多軸診断や明確な診断基準、記述アプローチなど、DSM-IIIの基本的な枠組みが踏襲され、分類や障害名についてもあまり大きな変更は加えられていない。DSM-IVの作成作業においては、システマティック・レビュー、データの再分析、フィールド・トライアルという三段階が整理されたが（APA 1994: xviii–xix）、DSM-IVの作成責任者だったフランシスによれば、こうした手続きの明確化は、恣意的な変更を避け、DSM-III（-R）との相違を最小限に抑えるためのものであった（Frances & 大野 2012: 820）[11]。それに対して、DSM-5の改訂は、その初期段階では、「現在のDSMのパラダイムの限界を乗り越える」(Kupfer et al. 2002: xix) ことが目指されていた。

「DSMのパラダイムの限界」とは、DSM-III／IVの分類体系や記述的アプローチ自体が病因の探究を妨げている、ということに他ならない。そうした認識の背景には、SSRIなどの向精神薬がDSM-III／IVの障害分類をまたいで効果があることや、DSM-III／IVのカテゴリーがそれぞれ別個の遺伝学的基盤をもっているわけではない(たとえば大《だい》うつ病と全般性不安障害は遺伝学的危険因子を共有している)という知見が蓄積されてきたことがある(Kupfer et al. 2002: xviii-xix; 邦訳 8)。

また症候学的なレベルでは、併存と「NOS」の問題が指摘されてきた(Vieta & Phillips 2007: 888; Goldberg et al. 2011: 20-21; Bernstein 2011)。併存の問題とはたとえば統合失調症とパニック障害など、DSM-III／IVの分類体系の中では併存することが考えられない障害が実際には併存しているという問題を指している(Regier 2007: S3)。そしてNOSの問題とは、障害のサブタイプとして採用されている「特定不能の〜(not otherwise specified)」というサブタイプが臨床の診断において利用される場合が多いという問題である。併存の問題がDSM-III／IVの大分類や障害カテゴリーの妥当性に関する問題であるのに対し、NOSの問題は障害のサブタイプの設定の妥当性に関する問題であると言えるだろう。

スペクトラム概念とディメンジョナル・アプローチ

こうした問題に対して、DSM-5では、スペクトラム概念やディメンジョナル・アプローチの導入(12)、そして章立ての大幅な変更によって対応することが試みられた。スペクトラム概念については、「自閉スペクトラム障害」と「統合失調症スペクトラム」という障害名が導入されている。自閉スペクトラム障害は、DSM-IVの「広汎性発達障害」に代わるものであり、自閉症障害、小児期崩壊性障害、アスペルガー障害、特定不能の広汎性障害に分かれていたものを一つの障害として統一したものである。統合失調症スペクトラムという言葉は、DSM-IVの「統合失調症と他の精神病性障害」の章に代わり、「統合失調症スペクトラムと他の精神病性障害」の章が設定された中で使われている。この章の中の「統合失調症」に関しては、DSM-III／IVでのサブタイプ（パラノイア型、解体型、緊張型など）が廃止されている。また、「統合失調症スペクトラムと他の精神病性障害」の章の中の障害は、重症度の順に配置することが提案された。

ディメンジョナル・アプローチは、診断基準に定量的な評価を導入するものであるが、精神障害が離散的な実体（entity）ではなく、障害間や障害と健常との間が連続的なものであるという理解を背景にしている。このような理解はDSM-IIIでもすでに言及されていた（APA 1980: 6）。DSM-IVではさらに、カテゴリー的アプローチの限界と「ディメンジョナル・モデル」についても言及されている。カテゴリー的な分類は、（1）診断クラスのすべてのメンバーが同質であり、（2）異なるクラスの境界が明瞭であり、（3）異なるクラスが互いに排他的である場合に最もよく機能するものであるが（APA 1994: xxii）、こうした前提は、DSM-III／IVで前提とされている、精神障害の（他の障害および正常との）連続性や、診断名を共有する個人間での異質性という理解と整合的なものではない。そこでより抜本的な対応策として、ディメンジョナル・モデルの導入も検討されたが、時期尚早ということで導入を見送られ（「今後の研究のための付録」では、統合失調症に関する簡単なディメンジョナル・モデルが取り上げられたが）、診断名を共有する個人間での異質性という問題に対しては、多元基準セット（診断基準として挙げられた症状のすべてを満たさなくてもよい）で対応できるとされた（Ibid.）。

ディメンジョナル・モデル（アプローチ）の最もラディカルな形はおそらく、「統合失調症」や「双極性障害」などの障害名そのものの使用をやめて、症状の量的な評価のみを行うというものであろう（後述するRDoCプロジェクトがその例である）。しかしDSM－5ではカテゴリー的アプローチの枠組みを維持しながら、ディメンジョナル・モデルを導入することが試みられている。たとえば、統合失調症に関してDSM－IV－TRの診断基準では「特徴的な診断症状」として、次の五つの項目のうち二つ以上を含むことが一つの条件になっていた。（1）妄想、（2）幻覚、（3）解体した会話、（4）著しくまとまりのない行動もしくは緊張病性行動、（5）感情の平板化、失語、意欲の喪失などの陰性症状、この五項目である（ただし、奇抜な妄想や、自分の思考や行動について途切れることなく解説する声や、互いに会話する二つの異なる声の幻覚がある場合には、一つの項目を満たせばよい）。これに対して、DSM－5では、同様に、（1）妄想、（2）幻覚、（3）解体した会話、（4）緊張病を含む著しく異常な心理運動的行動、（5）感情表出の減退や意欲の喪失などの陰性症状、のうち二つ以上の項目を満たすことが条件となっているが、項目のそれぞれについて0から4（なし、はっきりしない、軽度、中程度、重度）のスケールからなる量的評価基準が導入されたほか、診断の要件とはならない認知障害、うつ、躁に関しても量的評価基準が設定されている。

ディメンジョナル・アプローチ導入の利点は、DSM－III／IVの体系では、閾値《いきち》下となってしまう症状を記述することが可能になることや（APA 2000: xxii）、障害やカテゴリーをまたいで症状に関する評価を行うことが可能となることを挙げられる。DSM－III／IVの診断基準では排除項目が設定されるなど、「鑑別診断」が重視され、診断の対象となる個人に原則として一つの障害を割り当てるように作られていたが、ディメンジョナル・アプローチは鑑別診断にかかわらない症状が見落とされてしまうことを防ぐ効果をもつことが考えられる。

分類体系の再編

DSM－5での章立ての変更は、病因に基づく診断基準の改訂に関する最も重要な変更であろう。DSM－IVでは、鑑別診断を容易にするために「共有された現象的特徴」（APA 2000: 10）に基づく一六の大分類（major class）が設定されている。DSM－5の作成過程では、科学的なエビデンスに依拠しながら精神障害をより大きなクラスターに再編する「メタ構造」という構想が検討された[13]。またDSM－5での章の構成は、病因をより意識したものになっている。たとえば、DSM－III／IVで「通常幼児期、小児期、青年期に最初に診断される障害」という章の中に入っていた精神遅滞、学習障害、運動技能障害、コミュニケーション障害、広汎性発達障害、注意欠陥多動性障害などは、「神経発達障害」の章にまとめられている。また、DSM－IV－TRでは「気分障害」の章の中に入っていた

「大うつ病障害」と「双極性障害」がそれぞれ独立の章とされ、「双極性障害」の章は「統合失調症スペクトラムおよびその他の精神病性障害」の章のすぐ後に配置され、統合失調症スペクトラムと双極性障害の関係が示唆されている。

以上のように、DSM-5は病因に基づく分類体系の再編やディメンジョナル・アプローチの導入などにより、DSM-III以来の大幅な改訂となった。しかし、DSM-5の改訂は、こうした方向性を全面的に実現したものではなく、その方向性を一部実現したものに過ぎず、基本的にはDSM-III/IVの記述的アプローチの枠組みの中にあると考えることもできる（First 2010: 698）。DSM-5の診断スペクトラム研究グループの座長であったハイマンも、「現象学のみに基づいた〔DSM-III/IVの〕カテゴリー的システムは、科学的に支持できず、臨床的にも問題があるものと思われるだろう」（Hyman 2010: 173）としつつも、「精神障害の根底にある病因論と病理的プロセスの理解を得ることが非常に困難であることを考えるならば、現象学は、DSM-5とICD-11において主要な役割を果たし続けるに違いない」（Ibid.: 161）と述べている。(14)(15)

同質性の放棄と妥当性基準

DSM-5では、精神障害概念の行方にとって重要な意味をもつ変更も加えられている。DSMの障害分類や診断基準の作成と改訂は、診断対象の「同質性」を確保することを目的として行われてきた。鑑別診断のための除外基準や障害のサブタイプの設定はそうした同質性を実現するためのものでもあった。しかし、DSM-5の序論の「ディメンジョナル・アプローチ」と題された節においては、障害分類や診断基準によって診断上の同質性を確保するこのような（一九七〇年代以来の）「歴史的な願望」を放棄することが宣言されている。「障害カテゴリー内部でさらにサブタイプを設定することによって診断的な同質性を実現しようという歴史的な願望はもはや理にかなっていない。ほとんどの人間の疾患がそうであるように、精神障害は、遺伝的な危険因子から症状にいたる様々なレベルで異質なものなのである」（APA 2013: 12）。

DSM-5における章構造の再編の試みの中で、「神経基質の共有、〔遺伝的な〕家族特性、遺伝的な危険因子、特定の環境因子、バイオマーカー、先行気質、感情・認知プロセスの異常、症状の類似性、疾病の経過、高い併存率、共有された治療反応性」が新たなカテゴリー分けのための妥当性指標として利用できないか検討されてきたが、そうした検討の中で示されてきたのは、そのような妥当性指標は、個々の障害の診断基準の妥当性を検証することによりも、障害群の大きなグループ分けにとって有効であるということだった（Ibid.）。DSM-5では、カテゴリー的な分類が依然として採用されつつも、精神障害を、「単一の障害」のうちに完全に境界づけることは不可能であること、障害の大分類にまたがって、同じ症状（たとえば「うつ」や不安）が現れることがあることなどが指摘されている（APA 2013: xli）。「精神障害」という概念が、連続的な事象としての精神医学の対象を捉える上で、かなり窮屈なものであることが強調されているのである。

もっとも、すでに触れたように、精神障害が離散的な実体ではなく、連続的なものであるという理解は、DSM－III／IVですでに明確に述べられてきたことであった。さらには、DSM－IIでもすでに次のように述べられている。「〔DSM－Iにおいて多くの障害名につけられていた「反応」という言葉がDSM－IIでは削除されたことによる〕この変化を、精神障害を固定された疾病実体（disease entities）とみなすクレペリン的な考え方への回帰とみなす人がいるかもしれない。しかし、それは、アメリカ精神医学会用語・統計委員会が意図したことではない」（APA 1968: 122）。

クレペリン自身は、精神的に健康な状態と病気的状態の間の境界設定が原理的に困難であることを一方で認めながらも、「病的状態」にではなく、「病的過程」に依拠するならば、精神障害の分類・診断は可能だと考えていた（Kraepelin 1899: 286; 邦訳 261-62; Kraepelin 1910: 3; 邦訳 3）。すでに第2章第8節で述べたようにクレペリンは、疾病型は様々な視点が一致することによって特定されるものと考えていたが、他方でまた、「原因」と「予後的な視点」が疾病型の分類において重要であるという考え方を示している。「診断というものの価値は皆、精神科医の実地活動に関しては、どのくらい先まで確かな見通しを将来に向かって開けるか、ということによって測られる。等しい病気の原因は一般にまた、病気の等しい経過の条件になり、臨床的な諸徴候からわれわれは、患者のこの先の成り行きを大まかに読み取らねばならない」（Kraepelin 1910: 12; 邦訳 11）。

クレペリンのこの「疾病型」の概念は、DSM－5の立場とは矛盾しないものと考えることもできるだろう。というのも、同じ疾病型が異なった症状を呈し、また似たような症状が異なった疾病型にみられることがありうることをクレペリンは認めているからである（Ibid.: 7-11; 邦訳 7-11）[17]。しかしなお、原因や予後といった、実践的な立場からすれば、疾病型を区別することは可能であり、有意義なのだというのがクレペリンの立場である。

個々の「精神障害」どうしでの境界は曖昧で、障害の併存や境界をまたいだ症状・遺伝的危険因子、神経基質の共有がみられるのだとしてもやはり、障害の区別の必要性は将来にわたりなくならないということになるのだろうか。あるいは将来的に解体される方向へと向かうだろうか。それとも、DSM-IVで言われていたように、「精神障害」という概念は、「異なった状況には異なった定義が必要」なものであり、一義的に定義することができないものとして考えるべきものなのだろうか。もしくは、次節で紹介するNIMH（米国精神保健研究所）のRDoCプロジェクトのような、よりディメンジョナル・アプローチに基づいた研究の成果を踏まえて根本的に再構築されるべきものなのだろうか。

7　DSM／ICD体系の終焉（?）とRDoCプロジェクト

NIMH（米国精神保健研究所）は二〇〇九年から、DSMやICDの枠にとらわれないまったく新たな精神障害の分類体系を作成するためのプロジェクト Research Domain Criteria（RDoC）を進めている。RDoCプロジェクトはNIMHが二〇〇八年に Strategic Plan で掲げた「観察可能な行動と神経生物学的な測定（measures）に基づいた精神障害の新たな分類方法」を開発するという目標（NIMH 2008）に基づき、近年の医学的・遺伝学的・生物学的・病理学的研究の結果を踏まえて精神障害の分類を根本的に見直そうとするものであり、行動（およびその基底となる遺伝子と脳回路）の機能的なディメンジョン（construct（構成概念））を配置する行と、そうした構成概念を研究するための分析ユニットを配置する列からなるマトリックスを設定して研究を進めることになっている（Insel et al. 2010; NIMH 2011; First 2012）[18]。

RDoCは人間の精神と行動を「領域」（「負の反応（negative valence）システム」、「正の反応システム」、「認知システム」など）とその下位区分である「構成概念」（「恐れ」、「不安」、「接近への動機づけ」、「注意」など）に区分し、これらの基礎的な構成概念を探究するための「分析ユニット」（遺伝子、分子、細胞、回路、生理学、行動、自己報告など）を提示している（Morris & Cuthbert 2012; http://www.nimh.nih.gov/research-priorities/rdoc/）。

RDoCは現行の障害カテゴリーを「考慮しない（agnostic）」ものとされており、DSMやICDの現在の障害名や分類システムを完全に無視した形で進められている。DSMやICDは臨床や研究、さらには行政的な目的で広く使われているため、その改訂においては、これまでの版との整合性や、臨床家の認知度などを考慮せざるを得ない。RDoCプロジェクトはそうした制約を免れるために、RDoCを診断に（少なくとも直ちには）利用されるものとしてではなく、あくまでも研究用の診断基準として提供することを目的としている。DSM-5が精神障害のカテゴリーを維持したままで、ディメンジョナル・アプローチを導入しようとしているのに対して、RDoCは、基礎的な神経科学的知見の積み上げによって精神障害の分類をゼロから行おうとするのである。

こうしたプロジェクトの存在自体が、ＤＳＭの枠組みではディメンジョナル・アプローチや医学モデルの導入が困難であることを示唆していると言えるだろう。他方でまた、ＲＤｏＣのフレームワークでは、「構成概念」の選択が大きな問題になるだろう。どのような機能を構成概念として選択するのかに関しては、診断基準の「妥当性評価項目」に関する問題と同じ問題が付きまとうことになるだろう。ラウンサビルらが指摘するように、「統合失調症の中核的な特徴とは何か」という問いは科学的な問いではない（Rounsaville et al. 2002: 8）。どのような行動上の現れを問題視し、疾病の現れとするのかは、生物学的基盤を重視するものとしての医学の外部の文脈において定まってくる。精神障害がそのような特性をもつ限り、精神医学の医学化は原理的な困難を抱え続けることになるだろう。

ＲＤｏＣプロジェクトは、精神障害をシステムの正常の働きからの逸脱として捉えようとする（Cuthbert & Insel 2013）点において、ＤＳＭの記述的アプローチから大きく異なっている。記述的アプローチは、症状に基づいて分類を行おうとするものであり、その点では、シデナムの存在論的な疾病概念（第2章第1節）と親和性が高いものであると言える。これに対して、ＲＤｏＣの発想は器官－機能主義（第2章第2・3節）の発想に近いと言えるだろう。器官－機能主義では、病気は正常な機能の逸脱として定義され、機能は器官や身体の部位に局在化された。ＲＤｏＣでは、精神障害は、正常な精神の機能からの逸脱として捉えられ、機能を、神経基盤（脳回路）に関連づけることが試みられている。ＲＤｏＣは、ＤＳＭやＩＣＤの前提となっている障害概念を否定するプロジェクトであると考えることができる。

ＲＤｏＣが目指すところは、生物学的基盤に基づいた分類体系の構築である。このプロジェクトでは、たとえば、統合失調症という概念は解体されていくことになるだろう。ＮＩＭＨがＲＤｏＣと相性がいいプロジェクトとして挙げているものに、テキサス大学で行われているＢＳＮＩＰ（Bipolar Schizophrenia Network on Intermediate Phenotypes）プロジェクトというものがある（NIMH 2015; Tamminga et al. 2014)。このプロジェクトは、統合失調症や統合失調感情障害、精神病性双極性障害（psychotic bipolar disorder）といった障害を「精神病（psychosis）[19]」としてひとまとめにした上で、その根底にある機能としての、認知制御や感覚運動的反応を、遺伝子型、表現型、バイオマーカーなどの観点から研究し、クラスター化することを目指すものである。

ＢＳＮＩＰプロジェクトが目指しているのは、総合失調症と双極性障害に関連する障害に限ってではあるが、より広い「精神病」という概念のもとにこれらの障害をいったんまとめた上で、生物学的な指標をもとに再び細分化していくという作業である。ＮＩＭＨがこのＢＳＮＩＰプロジェクトをＲＤｏＣプロジェクトに親和性が高いものとしてわざわざ紹介しているのは、このプロジェクトがＲＤｏＣが目指すところを分かりやすく示すものとなっているからだろう。

前節で確認したように、ＤＳＭ‐５は、ＤＳＭ‐Ⅲ／Ⅳの分類・診断体系の行き詰まりを克服する方向を目指して改訂が進められてきたが、その改革は中途半端なものにとどまっている。ＲＤｏＣプロジェクトは、ＮＩＭＨが、ＤＳＭそのものの可能性を見限ったからこそ始められたものだと言える。ＤＳＭの枠組みを維持した上で、ＤＳＭを改良していくことによって、精神障害の科学的解明を進めていくことができるという希望があったならば、これまでアメリカ精神医学会が膨大な労力を注ぎ、またその国際的な影響力という点では、大きな成功を収めてきたＤＳＭを全く無視した大規模プロジェクトを展開するということにはならなかっただろう。一方でまた、ＲＤｏＣプロジェクトはごく基礎的な段階にとどまっていて、将来ＤＳＭ体系に代わる分類体系を提出できるものになるのかどうかは不透明である。また、少なくとも、当面は臨床における診断基準を提供することは目的とせず、研究目的に限られていることから、ＤＳＭとＩＣＤの分類体系は、もしＲＤｏＣがかなりうまくいったとしても、かなり長い間臨床における診断基準として使われ続けることになるだろう。従来のＤＳＭ／ＩＣＤの診断・分類体系とＲＤｏＣの関係をどう考えるべきかという問題はすでに様々な仕方で議論されているが（Lilienfeld & Treadway 2016; Clark et al. 2017）、明確な捉え方は提示されていない。精神障害の分類問題は、近い将来解決する目途が立っているとは言い難い状況にある。

第6章　精神障害の哲学――「自然種」と「有害な機能不全」モデル

前章では、ＤＳＭの歴史を中心に、現代精神医学における精神障害の概念と分類体系について検討してきた。ＤＳＭは二〇世紀後半の精神医学において世界的な影響力をもってきたというだけでなく、他に例を見ない仕方で、継続的かつ体系的に精神障害の診断基準と分類、そして定義について検討してきたものである。前章ではＤＳＭの変遷について語ることで、現代の精神医学における精神障害の捉え方の一端を明らかにすることを試みてきた。本章では、二〇世紀後半の精神障害と「自然種」に関する哲学的な議論を確認することによって、外側から精神障害の概念を検討してみることにしたい。

1　精神障害は自然種か

第2章でみたように、シデナムは植物学的な分類に範をとりながら、精神障害の種類を、大文字の「自然」が作り出した不変のものとみなし、人間はその原因を知ることはできないが、精神障害の種類とそれぞれに特異的な治療法を知ることができると考えていた。シデナムのこうした「存在論」的な疾病概念は、一八世紀初め以降の器官–機能主義的な疾病概念や、病原体理論による病因論的疾病概念によって否定されていくことになる。

他方、二〇世紀後半の米国の哲学者の間では「自然種」に関する議論が展開されている。植物学に限らず科学の諸分野は、一般にその対象の分類を作成する。そのような分類は人間の認識活動に依存した、道具的なものに過ぎないのだろうか。それとも、人間の認識から独立に存在する自然の種を人間が発見しているだけなのだろうか。元素のように、人間の認識活動に依存しているとはあまり思えない分類が存在する一方で、多くの分類は人間の認識活動の産物であるようにも思える。また、人間の認識活動に依存しない、という定義は、認識活動をどのように定義するかに依存する。

これまでの本書の論述がすでに示唆してきたように、自然種を認めることができるのかどうか、また、自然種をどのようなものとみなすのかは、探究の方法と密接に関係してくる。自然種が存在するのだとすれば、自然種を発見するための探究が必要となるし、自然種が存在しないのだとすれば、それを発見しようという探究プロジェクトは無駄なものとなってしまう。

精神障害は自然種かという問題は、こうした探究の問題にかかわるだけでなく、スティグマをめぐる議論にも深くかかわっている。特定の精神障害は、人間の活動とは無関係に存在する自然種なのだろうか。それとも、社会の支配的な規範に抵触する傾向性や、単にマイノリティである特性に対して、社会的に精神障害というラベルが貼られているだけなのだろうか。後者の問題は第4章第3節で扱ったので、以下では、自然種に関する哲学的な議論一般と、精神障害に関する自然種の議論について概観することにしたい。

第5章第4節で詳しくみたように、一九八〇年に出版されたDSM第3版（DSM‐III）では、理論的な前提を排した「記述的アプローチ」を採用すると明確に謳《うた》われている。DSM‐IIIではまた、精神障害はやがて「特定の生物学的な病因をもつもの」、「特定の心理的原因をもつもの」、「心理的・社会的・生物的要因の一定の相互作用によるもの」として、その病因が明らかになっていくだろうと述べられ（APA 1980: 7）、精神障害は異質な病因をもつグループの集合として考えられていた。

記述的アプローチは精神障害の症状などをもとに精神障害の分類を行おうとするものであるが、精神障害の分類を、症状などの表面的な特性に依拠することなく、その根底にある本質的なメカニズムによって捉えようとする方向性も考えられる。ウェイクフィールドの「有害な機能不全（HD：harmful-dysfunction）」モデルは精神障害を（本質主義的な）「自然種」とみなす考え方をとっていると考えることができる。HDモデルはまた、DSM‐III以降の精神障害の定義の中で重要な位置を占めてきた「機能不全」の概念を明確化したものという性格ももっている。以下では、まず自然種に関する議論一般と精神障害と自然種の関係をめぐる議論を紹介し[1]、DSMにおける「機能不全」概念について確認した上で、ウェイクフィールドのHDモデルを検討することにしたい。

2　自然種とボイドのＨＰＣ種

クリプキとパットナムの議論は、（科学的な探究の文脈における）自然種に関する「本質主義」を主張したものと位置づけられている（Kripke［1972］1980; Putnam 1975; Slater & Borghini 2011: 3.3）。クリプキによれば科学とは「基本的な構造的特徴」を探究することによって種の「本性」と「本質」を見出すものであり、そのようにして見出される本質は「アプリオリではないが必然的」なものである（Kripke［1972］1980: 138; 邦訳 163）。他方パットナムは、自然種の語彙の外延は話者の頭の中にある「概念」によって決まるのではなく、社会的に（言語上の分業によって）、そしてまた指標詞的に（範例となる事物の実際の特性（nature）によって）、決定されるものであるとした（Putnam 1975: 227, 245-46）。自然種の語彙の外延は「社会」と「現実世界」によって決まるものなのである（Ibid.: 245）。

パットナムは、興味深いことにこうした自然種の議論を「操作的定義」と対比させる形で展開している。「いかなる操作的定義もそのような（金《きん》という）言葉の適用のための必要十分条件を与えることはない」（Ibid.: 238）。操作主義は、「真理」に対し懐疑的であり、「自然種」概念が前提とする、言葉の対象が同一の「隠れた構造」もしくは「本質」を有していることを否定するものなのである。

現代哲学における自然種の議論にとっては古典的な位置を占めるクリプキやパットナムのこうした立場に対して、ボイドは「恒常的性質クラスター種（homeostatic property cluster kinds、ＨＰＣ種）」という考え方を一九八〇年代末から一九九〇年代初めにかけて提出し、自然種をめぐる議論に大きな影響を与えた。ボイドはクリプキやパットナムの立場を、自然種に「メンバーシップの必要十分条件」を規定する本質が実在することを認めるものとした上で、メンバーシップの必要十分条件によってではなく、「性質もしくは関係の恒常的に維持されるクラスター化」によって定義されるHPC種を自然種とみなすべきであると主張する（Boyd 1999）。HPC自然種は内在的な必要十分条件を規定する本質を有するものではなく、その外延は「曖昧」で不確定である（Ibid.: 141）。ボイドはまた、自然種の「自然さ」は、帰納と説明に対する「適切さ」にあるとした上で、その適切さは、帰納的推論の実践を因果的構造（要因）へと適応させる（accommodation）ことができるかにかかっているとする。この適応は、「領域相対的」で多元的なものであり、ある種が自然種と言えるかどうかは領域によって異なる。したがって、因果的構造そのものは人間から独立に存在するものであるとしても、自然種の「実在性」は、当該領域の科学的探究の実践のうちにある（Ibid.: 170）。自然種は科学的実践から独立に存在するという考え方は間違っているのである（Ibid.: 174）。

精神障害を自然種とみなす上で、ボイドのHPC自然種の路線は、（少なくともクリプキやパットナムの考え方よりは）有望であるように思われる。個々の精神障害の間の境界線は（正常との境界線も含めて）明確なものではなく、精神障害が「離散的な実体」であることはDSMでも否定されてきた（第5章第6節）。HPC自然種が外延の不確定性を認めていることは、精神障害を自然種と認める上で有利であろう（Cf. Haslam 2014: 18）。

しかし、このように条件を緩められたHPC自然種を「自然種」と呼ぶことは果たして妥当なのだろうか。ハスラムは「種」を「自然種」、「離散種」、「ファジー種」、「実践種」、「ディメンジョン」の五つの階層（ディメンジョンは種には入らないが）に区別した上で、HPC種は「ファジー種」もしくはそれより高次の種（つまり自然種と離散種）に相当するものとする（Haslam 2014: 18）。ハスラムはまた、もしHPC種が単に類似性を産み出すメカニズムに関連した性質のクラスターであるとすれば、精神病理的な現象においては、そうしたメカニズムは社会的、つまり非自然的なプロセスから切り離すことはできないし、そもそもHPC種として認められる精神病理的な現象はごくわずかであり、大多数は実践種もしくはディメンジョンであると主張する（Ibid.: 22）。ハスラムは、精神障害を自然種とみなすことは、スティグマを助長する有害な傾向であるとさえ考える（Ibid.: 23–25）。

3　クーパーの自然種概念

ボイドのHPC種はなおその根底にある種のメカニズムを想定していたが、そうしたメカニズムを想定することなく、精神障害を自然種として捉えようとした試みとして、レイチェル・クーパーのものがある（Cooper 2005; 2013）。

クーパーは、ボイドのHPC種の考え方に近い立場をとりながらも、特性のクラスターの背後に「恒常的なメカニズム」を想定する必要はないと主張する。クーパーの自然種にとって必要なのは、

「支配的な特性のクラスター」、つまり、種のメンバーの多くの特性を決定する特性を共有していることだけである（Cooper 2005: 51）。そのような自然種は、自然法則とリンクしているものであり、自然種を特定することによって、説明と予測が可能になる（Ibid.: 149）。自然種とは、科学的探究の対象となるものであり、「説明と予測を基礎づけ、ある領域に対するコントロールを可能にする」ものである（Cooper 2013: 950）。DSMは現状ではそうした自然種を特定できていないが、「経験的な研究を用いながら分類を導いていこうとするDSMのプロジェクトは意味がある」（Cooper 2005: 76）。

こうした立場から、クーパーはDSMにみられる生物学主義的な傾向を、理論付加的なものとして退ける（Ibid.: 104）。クーパーはまた、DSM（-III）において、「障害（disorder）」が機能不全（dysfunction）に基づいて定義されていることを批判する。クーパーによれば、「疾病」一般は、「進化的な機能不全」を必要とするものではなく、DSMの精神障害の定義は不適切なものである（Ibid.: 18）。

4　ウェイクフィールドの「有害な機能不全」モデル

しかし第5章で確認したように、DSM-III以降の精神障害の定義では、「機能不全」が重要な役割を果たしてきた。ICDやRDoCプロジェクトにおいても、精神障害の定義や理解において、機能不全は不可欠な役割を果たしている（WHO 1992: 11; Cuthbert & Insel 2013）。

ウェイクフィールドは、一九九〇年代前半からの一連の論文（Wakefield 1992a; 1992b; 1993; 2007など）

で、精神障害における「機能不全」の役割を強調してきた。ウェイクフィールドは、「障害（disorder）」を「有害な機能不全」と定義する。障害とは、（1）「個人の内的なメカニズムが、自然によってデザインされたその機能を発揮することができない」ことが生じるとともに、（2）そうした機能不全が「個人の福祉に対して有害に作用する」（Wakefield 1992a: 373）ことによって生じるものである。障害は「自然の世界と構成された社会的世界との間の線上にある」ものであり、ある現象が障害と認められるためには、両方の基準（「進化的基準」と「価値基準」）をクリアすることが必要となる。ウェイクフィールドのこの定義はＤＳＭ－Ⅲ－Ｒの検討を通して得られたものだが、ＤＳＭ－ⅣおよびＤＳＭ－５についても、スピッツァーやファーストとの共著論文を通じて、機能不全に関する基準が不十分であるという観点から診断基準の批判的な検討を行っている（Spitzer & Wakefield 1999; First & Wakefield 2013）。これらの論文においてウェイクフィールドは、障害の根底にある機能不全の特定が一般に困難であり、精神障害においては特に正常と異常の境界線が曖昧であるがためにより一層困難であることを認めつつも、偽陽性（異常でないのに異常とする）を排除し、正常と異常を区別するためには機能不全の基準を発展させることが必要であることを強調する。

ウェイクフィールドのこの「有害な機能不全モデル」は内的なメカニズムを認める点において、精神障害を自然種とみなす考え方と相性がよい。実際ウェイクフィールドはパットナムやクリプキの自然種の議論に依拠しながら、「ブラックボックス本質主義」という考え方を提示している。「ブラックボックス本質主義」とは、観察可能な表面的な性質によってではなく、その性質の根底にある、隠れた本質特性（nature）によって当該種のメンバーシップが決定されるという考え方である（Wakefield 1999: 471）。ウェイクフィールドによれば、生物学的なメカニズムの「機能」とは、そのメカニズムの存在と維持を説明し、そのメカニズムの本質的な性質によってもたらされる「効果」にほかならない（Ibid.; Wakefield 2000: 36）。したがって、「機能」および機能不全をその根底にもつ精神障害は、ブラックボックス本質主義的な概念である（Wakefield 1999）。「ブラックボックス本質主義」はウェイクフィールドにとって、自然種を特徴づけるものだから、ウェイクフィールドは精神障害を自然種とみなすべきと考えていたと言えるだろう(2)。

ウェイクフィールドのこの「有害な機能不全モデル（HDモデル）」は精神障害の特性に関する「最も重要な哲学的な理論」（Zachar 2014: 83）とされるが、批判も多い。ボルトンはHDモデルの問題点を次の三点にまとめている。（1）ウェイクフィールドの議論は自然な心理的機能と社会的な心理的機能とが区別できるという疑わしい前提に基づいており、（2）精神的もしくは行動上の特定の状態が、問題のある環境への理解可能な反応であるのか進化的にデザインされた特定のメカニズムの問題であるのかを決定することは困難である、（3）「真の障害」は意味を欠いた、機能の単なる失敗であるということになってしまう（Bolton 2008: 124–25）。

ボルトンの批判は説得的であり、有害な機能不全モデルへの評価としてはこれでいいように思われるが、ここでは、DSMの定義とウェイクフィールドの有害な機能不全モデルの間のずれを少し問題にしてみたい。ウェイクフィールドが一九九二年の論文で検討対象にしていたDSM-III-Rの定義では、精神障害は「個人の行動的、心理学的もしくは生物学的な機能不全の現れ」(APA 1987: xxii) であるとされていた。DSM-5では、「心理学的、生物学的、発達的なプロセスにおける機能不全」という表現が使われている。上述のように、ウェイクフィールドは、機能不全をもっぱら「進化的にデザインされた機能」(Wakefield 1999) の問題として、「生物学的」なものとして捉えている。しかしこのような捉え方は行動的・心理学的・生物学的・発達的な機能不全を並列するDSM-IIIからDSM-5までの精神障害の定義とは相容れないものだろう。さらに、DSM初版で、精神障害とは「精神的機能の障がい」であり、「脳の機能のインペアメント」によって引き起こされるものであるか、あるいは「個人の適応におけるより一般的な問題の結果」(APA 1952: 9) のいずれかのグループに分かれるとされていたことを考えると、DSMでは一貫して、精神的機能の不全に生物学的な基盤をもつものとそうでないものが含まれていたのだと言える。

5　個人化モデルとしての機能不全モデル

第2節でみたように、クーパーは、DSMにおける精神障害の定義が進化的な機能不全を前提とし、DSMが生物学主義的な傾向にあることを批判し、自然の「メカニズム」を想定しない自然種として、精神障害を捉えようとしていた。しかし前節でみたように、DSMにおける機能不全は必ずしも生物学的なものに限定されるわけではない。

問いとして残るのは、生物学的なものに限定されないDSMにおける「機能不全」は、精神障害を自然種とみなすことを正当化するだろうか、ということである。このことを考えるには、DSM－IVの「行動的・心理学的・もしくは生物学的機能不全」およびDSM－5の「心理学的、生物学的、発達的なプロセスにおける機能不全」というような表現において、これらの機能不全どうしの関係がどのようなものなのかを考える必要がある。行動的・心理学的・もしくは生物学的……という並びは、階層的なものと解釈することもできるかもしれない。スタインら（Stein et al. 2010）はDSM－IVにおけるこの表現を階層の違いを表しているものと理解した上で、すべての行動的・心理的状態が脳内のプロセスに依存していることから、DSM－5では「心理生物学的な機能不全」という表現を採用することを提案した。しかしDSM－5では結局、DSM－IVの並列方式が継承され、「発達的」という言葉が加わっている。DSM－III以来のこの並列方式はやはり、DSMに記載されている様々な精神障害は、まだ特定されるにいたってはいないが、その根底に心理学的な機能不全をもつもの、生物学的な機能不全をもつもの、発達的な機能不全をもつものに分かれるという異種性を想定しているのではないだろうか。「進化的にデザインされた機能」の不全に限らない、何らかの自然の機能の不全がその根底にあり、精神障害はその現れであるという捉え方は、DSMにおいて、精神障害を自然種として捉えようとする傾向を示しているものだろう。もっとも、DSMでは「機能不全」そのものが何であるのかは定義されず、それぞれの機能不全の関係についても述べられていない。機能不全はただ単に想定されているに過ぎず、精神障害を自然種として捉えたいというDSMの潜在的な願望を示唆するものであるものの、その願望を正当化するものとはなっていない。

精神障害の定義における「機能不全」のより明確な役割は、すでに述べたように、（そしてまたウェイクフィールドも示唆しているように）障害が社会的なものではなく、個人的な問題であることを担保することにある。「個人の中で何か問題が起きているという考えは、障害概念にとって本質的なものである」（Wakefield 1993: 167）。

本書第2章で確認したように、近代の疾病概念は、一八世紀のシデナムの本質主義的な疾病概念から、一九世紀のブルセらの器官－機能主義的な疾病概念へと移行していく。自然種と原因探究という観点から言えば、シデナムの疾病概念と器官－機能主義的な疾病概念は対照的な関係にある。シデナムの疾病概念は自然種の考え方と親和性があるが、原因探究とは相性が悪い。逆に、器官－機能主義的な疾病概念は、自然種の考え方と相性は悪いが、原因探究（生理学的なメカニズムの探究という意味での）の考え方と親和性が高い。また、器官－機能主義は必然的に疾病を個人化するものであると言える。器官－機能主義は、生体を構成する器官がそれぞれ果たすべき機能を果たしていない状態を疾病とみなすものであり疾病の原因は、生体を構成する器官に局在化されることになる。DSMでの精神障害の定義における機能不全は、生物学的な機能不全だけでなく、心理的、行動的、そしてまた発達過程における機能不全を含むため、器官に局在化されるものではないが、個人の身体的もしくは精神的なプロセスの内部に位置づけられるものであると言える。DSMにおける精神障害の「機能不全」モデルは「個人化」モデルなのである。

ＤＳＭの精神障害の定義における「機能不全」の条件は、第5章で確認したように、ＤＳＭ‐IIIの作成責任者であったスピッツァーによって導入されたものである。ＤＳＭ‐IIの出版前後からＤＳＭ‐III出版までの一九六〇年代後半から一九七〇年代は、「反精神医学」と呼ばれる思想や同性愛と精神障害の関係をめぐる当事者による運動が盛んになり、また、多くの精神科医が偽患者に扮した研究者の演技を見破ることができず、そのことが『サイエンス』誌に論文として公表されたローゼンハン事件（Rosenhan 1973）が起こるなど、精神障害の概念と精神医学の正当性が大きく揺らいだ時期であった。機能不全モデルの導入は、精神障害の概念を確立することによって、精神医学の正当化を図ろうとしたという側面がある。次章では、そのことについて確認することとしたい。

第7章　同性愛と精神障害の概念

第II部ではこれまで精神障害の概念と分類について確認と検討を進めてきた。最後の章である本章では、ＤＳＭ－５の精神障害の定義を詳しく検討するとともに、この定義の原型が定められたＤＳＭ－IIIにおいて、精神障害の概念が社会的次元を含み込むと同時に排除していった経緯について確認していくことにしたい。

1　精神障害の定義の諸条件

ＤＳＭ－５における精神障害の定義を直訳すると以下のようになる。

精神障害（mental disorder）とは、個人の認知・情動制御・行動における臨床的に重要な障がい（disturbance）によって特徴づけられた症候群（syndrome）であり、そうした障がいは、精神機能の根底にある、心理的・生物的・発達的過程における機能不全を反映している。精神障害は普通、著しい苦痛（distress）や社会的・職業的活動もしくは他の重要な活動における障碍（disability）を伴う(1)。愛する人との死別などの通常のストレス要因や喪失に対する予期できる反応や文化的に認められた反応は精神障害ではない。社会的な（たとえば、政治的・宗教的・性的な）逸脱行為や主に個人と社会との間に生じる軋轢は、それらが上述したような個人における機能不全から生じたものでなければ、精神障害ではない。（APA 2013: 20）

少し整理すると、この定義は以下の六つの要素に分解することができる。

（1）精神障害とは一つの症候群である。
（2）この症候群は、個人の認知・情動制御・行動における臨床的に重要な障がいによって特徴づけられる。
（3）その障がいは、精神機能の根底にある、心理的・生物的・発達的な過程における機能不全を反映している。
（4）精神障害は普通、著しい苦悩を伴うか、社会的・職業的活動や他の重要な活動における障碍を伴う。
（5）愛する人との死別などの通常のストレス要因や喪失への予期できる反応や文化的に認められた反応は精神障害ではない。

（6）社会的な（たとえば、政治的・宗教的・性的な）逸脱行為や主に個人と社会との間に生じる軋轢は、それらが上述したような個人における機能不全から生じたものでなければ、精神障害ではない。

この六つの要素は、精神障害の構成条件（必須条件）、付帯的条件、そして除外条件にグルーピングすることが可能だろう。要素の（1）〜（3）は構成条件を示している。精神障害は、症候群でなければならないし（1）、その症候群は、個人の認知・情動制御・行動における障がいによって特徴づけられていなければならない（2）。そしてその障害は、何らかの機能不全を反映しているものでなければならない（3）（これらの構成条件は、精神障害の存立を保証するものである）。要素（4）は付帯的条件を示している。すなわち、精神障害には、著しい苦悩もしくは何らかの活動上の障碍が伴うことが普通であるが、伴わない場合もあり得る（これは付帯的条件であるが、精神科医療の実践を正当化する条件でもある）。要素の（5）と（6）は除外条件である。予期されるような反応や文化的な反応、個人における機能不全から生じたのではない社会的な逸脱行為や社会との軋轢を精神障害とみなしてはならない（この除外条件は、社会問題の医療化を防ぐものとなっている）。

この六つの要素はすべて、表現は少し異なるが、すでに一九八〇年にDSM-IIIにおける精神障害の定義の中に含まれている（DSM-IIIにおける精神障害の定義については、第5章第5節を参照）。この六つの要素を含んだ精神障害の定義の確立に中心的な役割を果たしたのは、DSM-IIIの作成責任者であった、ロバート・スピッツァーである。第5章第5節で確認したように、スピッツァーは、精神障害を「医学的障害」の下位概念として位置づけることによって、精神医学を医学一般に包摂しようとした。しかし、精神医学を医学一般に包摂するだけでは、精神医学の正当化には不十分であるという事情があった。一九六〇年代に、米国やイギリスでは、「反精神医学」と呼ばれる考え方が一定の影響力をもつようになっていた。大雑把にまとめてしまえば、反精神医学とは、精神疾患（精神障害）は自然に存在するものではなく、社会的な「矛盾」やコミュニケーションの相互作用の中で生じたふるまいに対して、精神医学がラベリングすることによって生じるものであり、精神疾患とは、精神医学による抑圧の産物である、という主張である。(2) また米国では一九六〇年代に、「同性愛」を精神障害とみなし、治療対象とすることに対して、当事者による抗議運動が展開されていった。こうした批判に対して、精神障害の存在と精神医学の実践を正当化する必要に迫られていたのである。直接的には、アメリカ精神医学会の同性愛の問題への対応の過程で、DSM-IIIの精神障害の定義の原型が作られていくことになる。この同性愛をめぐる問題に対応する責任者がスピッツァーだった。スピッツァーたちは、個人と社会との軋轢を治療対象としてしまうという批判を避けることができる精神障害の定義を作り上げていった。その核となるのが、精神障害とは個人の機能不全に由来するものであるという要素である。その経緯について、次節で確認していくことにしたい。

2　同性愛をめぐって

「同性愛」は、ＤＳＭ－Ｉ（1952）から記載されていたが、ＤＳＭ－II（1968）では、より明確に位置づけられることになる。ＤＳＭ－IIでは、同性愛を含む「性的逸脱」に該当する人とは、「異性の人間以外の対象に性的関心が向けられている人」であるとされ、そうした人の「多くは自分の行為を嫌悪しているが、そうした行為を正常な性行動に置き換えることができないでいる」とされていた（APA 1968: 44）。この規定は、次の二つのことを主張している。第一に、同性愛的傾向をもつ人の多くは自らの行為に嫌悪感をもっている。第二に、（このことは明記はされていないが）たとえ本人が嫌悪感をもっていないとしても、同性愛は精神障害である。このように、同性愛そのものを精神障害とみなすことに対して強い反発が生じることになる（Kutchins & Kirk 1997: chap. 3）。

同性愛は歴史の中で様々な扱われ方をしてきたが、精神医学の対象とみなされるようになるのは、一九世紀後半のことである（Shorter 2005: 127-32）。精神科医たちは同性愛を様々な仕方で捉えようとしてきた。ヴェストファル（Westphal 1870）は、「反対の性的感覚」という表現で同性愛的な感覚に関する臨床報告を行った（「反対の性的感覚」は、同性への性指向と「性別違和」の両方を指すものだった）。クラフト＝エビング（Krafft-Ebing 1877）はこの「反対の性的感覚」を「変質」の証拠であるとした。クラフト＝エビングはハンガリー出身の作家ケルトベニーが作り出した「同性愛（Homosexualität）」という語をこの「反対の性的感覚」と結びつけ、精神医学的な用語として使用した初めての精神科医である（Krafft-Ebing 1894; Endres 2004）。

フロイトは同性愛を治療対象とはみなさなかったが（Shorter 2005: 130）、米国の精神科医たちは、同性愛を精神分析的な理論によって理解され治療されうるものであると考え、実際に治療を試みてきた（Kutchins & Kirk 1997: chap. 3）。一九六〇年代末から一九七三年まで、米国のゲイの活動家たちは、同性愛を対象にした治療を行うことや、同性愛を精神障害とみなすことそのものに対する激しい反対運動をアメリカ精神医学会の総会などにおいて展開する（Ibid.）。こうした活動を受けて、アメリカ精神医学会の用語・統計委員会のロバート・スピッツァーは、同性愛を診断カテゴリーから削除し、代わりに「性指向障がい（同性愛）（sex orientation disturbance（homosexuality））」というカテゴリーを提案し（APA 1973）、一九七三年の理事会、一九七四年の総会で承認された。

この変更とそれに伴う精神障害の理解の明確化は、DSMにおける精神障害の捉え方を決定づけるものとなった（Cf. Kutchins & Kirk 1997: chap. 3）。提案者のスピッツァーは、後にDSM-IIIの作成に携わる用語・統計委員会の委員長になり、DSM-IIIの作成の指揮をすることになる。DSM-IIIにおける精神障害の定義はスピッツァーの考えがかなり反映され（第5章）、DSM-5にいたるまで、精神障害の定義はDSM-IIIの定義と基本的には同一のものとなっている。スピッツァーはもともと同性愛に関する知識も乏しく、同性愛に関して特別な関心をもっていたわけではなかったが、精神障害の定義に関心をもち、そうした関心から同性愛をめぐる論争の調停に当たっていたようである（Ibid.:

64-65)。当事者の激しい抗議活動を背景としつつ、精神科医の間でも意見の対立がある同性愛に関する論争を収束させるために提示された考え方が、そのままDSM‐IIIの精神障害の定義の中に取り入れられることになったのである。そのことは、スピッツァーがまとめた「提案理由」（APA 1973）を読めば、はっきりする。この提案理由ほどDSM‐III以降の精神障害の定義のねらいについて明確に説明したものはなく、DSM‐IIIからDSM‐5までの精神障害の定義に関する解説として読むことができるものである。

「提案理由」ではまず、同性愛そのものは精神障害ではないことが明確化される。同性愛傾向をもつ人には、その傾向に満足している人もいれば、苦しんでいる人もいる。自らの同性愛傾向に困惑し、葛藤をもつかあるいは同性愛傾向を変えたいと思っている人の状態を示す言葉が「性指向障害」なのである[(3)]。その意味では性指向障害は同性愛の「部分集合」であるということになる。

同性愛を「病的な（pathological）」ものとみなす精神科医と「正常な」ものとみなす精神科医の間には、激しい意見の対立が続いていた。スピッツァーは、同性愛は異性愛と同様に、「性行動の一形式」であるとし、それ自体は障害ではないとしながら、同性愛が「正常」なものであるとみなす立場には否定的な態度を示している。「同性愛の活動家グループは、〔今回の決定により〕精神医学は同性愛を異性愛と同様に「正常」なものとみなしたのだと主張することだろう。しかし〔そのように主張するとすれば〕彼らは間違っている」。「それを精神障害のリストから外すからといって、私たちは同性愛が「正常」であるとか、異性愛と同じくらいの価値があると言っているわけではない」。正常か異常かという問題を棚上げしたままで、精神障害か否かを判断するための条件をスピッツァーは考え出したのである。「ある心的もしくは精神医学的状態が精神障害とみなされるためには、それは、通常（regularly）、主観的な苦悩を引き起こすかあるいは社会的な実効性（effectiveness）や機能の何らかの一般的な障害に関連していなければならない」。この条件は、本章で付帯的条件と呼んできたものであり、DSM-III以来、少しずつ表現を変えながらDSM-5にいたるまで精神障害の定義の中に取り入れられている。

この条件は、同性愛に関する抗議活動・意見対立を収束させるために考え出されたものだったが、一九六〇年代に興った「反精神医学」の潮流に対する精神医学の側からの回答という意味合いももっている（APA 1973: 3）。反精神医学は、社会的に不都合な人間をコントロールする機能を果たすものとして精神医学を攻撃したが、この条件は、精神医学が苦悩をもつ当事者のためのものであることを明確化するものとして付加されたものとみなすことができる。この条件は、精神医学を「社会的なコントロール」のための装置ではなく、当事者本人のニーズに応えるものとして再定義したという側面をもっている。本人のニーズがないにもかかわらず、社会的な要請を背景にして、精神医学が診断・治療行為を行うという事態を避けるための条件であるとも言える。

他方でまた、この条件は、次の二つの点において、本人のニーズがなくても精神医学的な介入を可能にする余地を大きく残すものとなっている。第一に、この条件は、「通常は（regularly）」という、条件を弱めるための限定がついている。このregularlyという限定は、DSM-III以降では、typically（典型的には）、usually（普通は）という言葉で表現され、より条件を弱める限定となり、精神障害の定義の中に組み込まれていくことになる。こうした限定が付加されることにより、苦悩もしくは社会的障碍をもたらさない心的状態も精神障害とみなす余地が与えられることになる。当事者が実際に苦悩を感じていなくても、社会的障碍が生じていなくても、それが「通常」、苦悩や社会的障碍をもたらしている心的状態であれば、精神障害とみなすことは可能なのである。

第二に、社会的障碍の条件に関して、その条件を誰が評価するのかを曖昧にすることによって、当事者のニーズを無視した精神医学的な診断・治療介入の余地を大きく残すことになった。苦悩の主体が当事者であることは疑いない。しかし社会的障碍を誰が判断し、誰の困りごとに対応するのかは曖昧である。当事者が障碍を意識し、困惑している場合ももちろんあるだろう。しかし、当事者が苦悩を感じることもなく、不都合を感じていなくても、社会的に求められる能力を欠いているとみなされることもありうる。その場合、困りごとの主体として焦点が合わされているのは家族であり、社会である。精神医学が社会的コントロールの装置として利用されているのではないかという反精神医学の疑念に対して、スピッツァーは、この条件の導入によって、その疑念を晴らしたと主張するのだが、実際には、その疑念は十分晴らされていない。

なお上述したように、DSM‐IIIでは、付帯的条件のほかに除外条件も加えられた。除外条件は、個人と社会との軋轢を、それだけで精神障害とすることを禁じ、精神医学の越権行為と濫用を防ぐためのものである。しかし、個人と社会との軋轢がすべて除外されるわけではない。個人と社会との間に軋轢があったとしても、その背景的な基盤に個人の機能不全が存在する場合には、この軋轢を引き起こしている認知・情動・行動は、精神障害となりうるのである。したがってこの除外条件は、精神障害を個人化する条件であるとも言える。当該個人が社会との軋轢を抱えていようがいまいが、精神障害は個人の内部の問題として評価すべきものなのである、ということになる。

第6章第5節で確認したように、精神障害の機能不全モデルは個人化モデルであると言うことができる。本章では、個人の機能不全を精神障害の不可欠な条件とみなす捉え方は、精神科学に対する批判に応え、精神医学の濫用を防ぐためのものであったことを確認した。しかし、精神障害のこうした個人化モデルは、問題の発生源と治療の焦点を個人に定めることを促すものだろう。二〇世紀後半の世界の精神科医療の趨勢《すうせい》は、地域精神医療へと移行し、社会的文脈の中で精神障害をもつ人に対する治療的対応を行うことが次第に重視されるようになってきた。個人化モデルはそうした対応と親和的でないようにも思われる。地域精神医療のモデルの中には、診断を重視しないことを強調するものもある。どのような診断を下すかではなく、当事者がどのようなニーズをもっているのかを重視するのである。そのようなモデルにおいては、精神障害の正確な分類はもはやそれほど重要な問題とはならない。以下の第III部では、地域精神医療の展開と精神障害に対する当事者の捉え方について論じながら、この問題を考えていくことにしたい。

第III部　地域精神医療と当事者

第8章　地域精神医療と対話的アプローチ

第7章で検討してきたように、ＤＳＭの精神障害の概念は、個人の機能不全にその本質を見出そうとするものであった。その意味では、ＤＳＭの精神障害概念は本質主義的なものであると言うことができる。精神障害は、「普通は」苦悩や障碍をもたらすものだからこそ、社会的な資源を使って治療する必要があるものなのだが、苦悩そのものや障碍、当事者のニーズそのものは、精神障害を構成する要素とはなっていない。そのように本質主義的に定義された精神障害を対象とする精神医学と精神科医療においては、機能不全をその主要なターゲットとすべきであって、苦悩や障碍は本質的なターゲットではないということになるだろう。

しかし、苦悩や障碍を精神障害の構成要素として位置づける捉え方も可能であろう。また、精神科医療の実践において、当事者のニーズを本質的な位置に位置づける考え方もありうるのではないだろうか。前者の考え方を示したのが、「生物・心理・社会モデル」を提唱したエンゲルであり、後者の考え方を示しているのが、ニード適合型アプローチやオープンダイアローグ・アプローチなどであり、本書で「対話的アプローチ」と総称しているものである[1]。

1　生物・心理・社会モデル再考

本章では、地域精神医療の展開と「対話的アプローチ」を中心的に論じていくが、その前にエンゲルの生物・心理・社会モデルについて確認しておくことにしたい(2)。生物・心理・社会モデルは、現在の精神医学・メンタルヘルスケアの分野において広く受け入れられている考え方であり、一般には、生物学的次元と心理的次元、社会的次元のすべてが精神障害にかかわり、それに対応して薬物治療、心理療法、社会的支援のそれぞれがメンタルヘルスケアにとって重要であることを示しているものと受けとめられている（下山 2011）。このモデルはエンゲルによって提唱されたとされているが、エンゲルが提唱した考え方は、現在のこうした理解とは少し異なったものである。

エンゲルが生物・心理・社会モデルを提唱したのは、『サイエンス』誌の一九七七年の論文（Engel 1977）においてである。この論文の冒頭でエンゲルは、精神医学は医学の一分野でありうるのかという問題を取り上げている。この問いに対して、エンゲルは、精神医学だけが危機にあるわけではなく、医学全般が危機にあり、医学モデルの前提になっている疾病概念の見直しが必要なのだという議論を展開する。エンゲルによれば、従来の医学モデルは、「生物・医学モデル（biomedical model）」であり、疾病を生化学的もしくは神経生理学的な側面に基づいて説明できると考え、心理社会的な側面を考慮しない。これに対してエンゲルは、心理社会的な側面を考慮した新たな医学的モデルとして、「生物・心理・社会モデル」を提唱する。精神医学が生物・医学モデルを採用できないことが問題なのではなく、生物・医学モデルのほうに欠落がある、と主張するのである。

しかし、エンゲルの議論はいくつかの未解決の問題と不明瞭な点を残している。まず、エンゲルの議論は、医学モデルの転換の必要性を主張するものだが、当初の問題であった、精神医学は医学の一分野でありうるのかという問いに答えるものとはなっていない。エンゲルは、医学モデルが生物・心理・社会モデルへと転換すれば、この問題は解消すると想定しているが、そもそも精神医学が生物・心理・社会モデルを取り入れることができるのかは議論が必要な問題である。

もう一つの問題は、心理社会的側面の位置づけの曖昧さである。エンゲルの提唱する生物・心理・社会モデルにおいて、心理社会的要因は、疾病の不可欠な要因なのか、それとも疾病に影響を与える要因なのかが不明確なのである。エンゲルは生物学的な要因とそれ以外の（心理社会的な）要因と疾病の関係について次のように述べている。

> 生物・医学モデルにおいては、特定の生化学的な逸脱は一般に、疾病（disease）の特異的な診断基準とみなされる。しかし、疾患（illness）の人間的な経験という観点からすれば、臨床検査の記録だけでは、潜在的な疾病（disease potential）を示すことができるだけであり、実際の疾病（actuality of the disease）を示すことができるわけではない。……生化学的な欠陥は、疾病の人間的な経験、つまり、疾患のせいぜい必要条件を定義するものであり、十分条件を定めるものではない。

より正確に言えば、生化学的な欠陥は、その複雑な相互作用によって、実際の（active）疾病もしくは顕在的な疾患がもたらされることになるのかもしれない多くの要因の中のたった一つの要因を構成するものなのである。（Ibid.: 131）

エンゲルは「潜在的な疾病」と「実際の疾病」（＝疾患）を区別し、生物学的（生化学的）なプロセスがかかわるのは潜在的な疾病のみであり、それが実際の疾病となるためには、その状態が当人によって疾病として経験されている必要があると主張する。その意味では、心理社会的要因は疾病にとって不可欠な要因であると考えることができるが、一方でまた、心理社会的要因は生物学的要因に対して二次的な要因として位置づけられていると解釈することも可能である。疾病の基盤はやはり生物学的要因によってもたらされるものであり、それが経験されるか否かという点にのみ、心理社会的要因が関与していると考えることもできるからである。

エンゲルはまた「生物学的な要因だけではなく、疾患と患者性に寄与するすべての要因を考慮することによって、生物・心理・社会モデルは、なぜ他の人々が単に「生活の問題」とするものをある個人は疾患の問題とみなすのか説明できるようになる」とする一方で、「実際、本当は深刻な器質的プロセスを示しているかもしれない症状を、「生活の問題」とみなすことによって、疾患の不都合な現実を否定する人もいる。問題の性質を決定し、それが医学的な枠組みで最もよく扱われるのかどうかを決定するのは患者ではなく医者である」（Ibid.: 133）とも述べる。エンゲルのこの論文においては、二つの相容れない主張、すなわち、ある状態が当人にとってどのように経験されているのかが疾患であるか否かを決める条件であるという主張と、疾患であるか否かを決定するのは当人ではなく医者であるという主張が述べられていることになる。

エンゲルの生物・心理・社会モデルは、生物学的要因によってのみ疾病を定義する生物・医学モデルを批判し、心理社会的要因を考慮する必要があることを主張するものであった。ある状態を当人がどのように経験しているのかが、疾患であるか否かを決定すると主張する点において、エンゲルの生物・心理・社会モデルは当事者の視点を重視するものであるが、心理社会的要因を二次的な要因として位置づけているという側面もある。エンゲルはまた、疾患であるか否かを決めるのは結局のところ医師であるとも述べる。エンゲルの生物・心理・社会モデルが、生物学的要因が精神疾患の基盤であることを前提にして、心理社会的要因も考慮に入れつつ、何が精神疾患であるのかを決めるのは医師であり精神医学であるという考え方を示すものであるとするなら、このモデルはまさに現在の精神医学の主流となる考え方である。

本章で「対話的アプローチ」と呼ぶ精神医学・精神科医療のアプローチ、トリエステモデルとニード適合型アプローチ、そしてオープンダイアローグは、本節で検討したエンゲルの生物・心理・社会モデルの「心理社会的要因」をより重視し、当事者の経験を出発点とする考え方であると言える。この考え方は現在の精神医学・精神科医療の主流となっているとは言い難いが、精神医学・精神科医療の一つの可能性を示すものとして検討していくことにしたい。しかし、対話的アプローチそのものを検討する前に、その基盤となっている地域精神医療とメンタルヘルスケアの展開について確認しておくことにしよう。

2　精神病院の位置づけの変化

一八世紀後半から二〇世紀中頃までの間、精神科医療は精神病院における入院治療を中心に行われてきた。当初の精神病院における治療効果への期待は大きく、その期待が精神病院拡大の動機ともなっていた。たとえば、一九世紀中頃の米国で精神病院の整備を人道主義的な観点から精力的に訴え、精神病院の整備に大きく貢献したディックス（Dorothea Dix）は、精神疾患は「理性的に治療されるならば、風邪や発熱のように治るもの」だと述べている（Scull 2015: chap. 12）。

米国の精神病院の入院患者は、一八四四年にはわずか二五六一人だったが、一九〇四年には一五万人を超え、一九五六年にはピークを迎え、五五万人を超えている（Hamilton 1944: 161: Baumeister et al. 2012: 251）。しかし精神病床数は増加していったにもかかわらず、精神病床数の不足と精神病院の過密化が常に問題になってきた。

アメリカ精神医学会が創立一〇〇周年を記念して一九四四年に出版した本の中の一章としてアメリカ（米国とカナダ）の精神病院の歴史をまとめたハミルトンは、精神病院に対する初期の「熱狂」について批判的に回顧している。当初は精神疾患の多くのケースが治療可能であり、慢性化するケースは稀であると考えられていたが、慢性患者が増え、州によっては、精神病院では、初発の患者のみを受け入れ、慢性的な患者は他の施設などに移すという措置がとられるようになっていく（Hamilton 1944: 87-88）。しかし、そもそも精神病院への入院は、多くの患者にとって治療的効果が薄いものなのではないだろうか？　一九三〇年代頃からは、入院治療を中心としない、地域に根づいた医療を展開する必要性が指摘されるようになり、一九五〇年代から六〇年代にかけて（少なくとも米国と英国では）地域精神保健（community mental health）の考え方が主流となっていく(3)。

米国の精神保健にとって先駆的な役割を果たした人物として、ディックス（1802-87）とビーアズ（Clifford Beers 1876-1943）が挙げられることがある。確かに二人は、米国の精神医療の改革を求める運動を展開したが、その意味合いは全く異なるものだった。ディックスが上述のように精神科医療の充実を求めて米国における精神病院の建設運動を展開したのに対して、ビーアズは、精神病院への数度の入院経験をもとにして精神病院の改革運動を展開した。ディックスは精神病院の建設が精神科医療の充実につながると考えていたが、ビーアズは自身の経験をもとに、私立病院でも州立病院でも効果的な治療が行われることなく、医療者・看護者による虐待が蔓延《まんえん》していることを訴えた。ビーアズによれば、治療を必要としない患者は虐待を免れ、最も世話と治療を必要としていた患者は虐待されていたのである（Beers 1908: chap. XXI）。

ビーアズは予防を重視する「精神衛生（mental hygiene）」運動を展開したことでも有名である。一九〇八年にコネティカット精神衛生協会を組織し、翌年の一九〇九年には全国精神衛生委員会（ＮＣ

MH）[4]を組織している。

NCMHは様々な寄付者から寄付金を集め、精神障害の「予防」や早期介入、精神医療サービスの質の改善、研究の促進などの活動を行っていったが、グロブはNCMHのこうした活動を、「新精神医学」の流れに沿うものだとしている（Grob 1994）。第2章第5節でも述べたように、精神医学の誕生は近代的な精神病院の誕生と不可分のものである。「一九世紀初めのその誕生において、精神医学の専門性は、精神病院と切り離すことができないものだった」（Ibid: chap. 4）。しかし、一九世紀後半以降、精神医学のこうした専門性は大きく揺らいでいくことになる。神経学や実験医学の発展の陰で、精神病院を中心とした精神医学は、医学の進歩から取り残された、時代遅れの分野とみなされるようになっていく。そうした状況の中、一八八〇年から一九四〇年にかけて、精神医学の対象を精神病院の外へと広げ、精神障害の予防や精神保健に携わることに、精神医学の新たな専門性と医学一般との接続を見出していこうという動きが強まっていくことになる（Ibid.）。

一九四六年に米国で成立したNational Mental Health Actは、米国精神保健研究所（NIMH）の創設を定め、「メンタルヘルス」を重視する精神医療行政への大きな転換を示すものとなったものである。この法律の成立の背景には、NCMHの活動などによる精神衛生運動の地道な継続があったと言えるが（Hess & Delong 1989: 20）[5]、直接的に最も大きな影響を与えたのは第二次世界大戦の経験である。第5章第1・2節で触れたように、米国の精神医学にとって、第二次世界大戦は、精神障害の捉え方を大きく変えるものとなった。精神障害のリスクは誰もが抱えているものであり、大きなストレスを与えられると「正常」な人間であっても精神障害になるのだと考えられるようになっていく。そこから、特定の人を対象にする「治療」よりも、すべての人を対象にする「精神保健」や「予防」の考え方が重視されるようになっていく。その後、精神保健に対して投入される予算は飛躍的に増加し、メンタルヘルスに関する連邦政府の研究予算が医学研究予算全体に占める割合は、一九四七年の一・五％から一九五一年には六・五％に増大している（Herman 1995: 248）。

「精神疾患」から「精神保健」への移行は、病院を中心とした精神医学・精神医療から、地域精神医療への移行を含意するものであった。このことの意味を明確化するために、医療一般と衛生・保健との関係について少し検討しておくことにしたい。

脱施設化の思想

グライムズはすでに一九三五年に、退院可能な入院患者を退院させ、精神病院での治療を急性期の患者に限る「脱‐施設化（de-institutionalization）」の必要性を指摘している（Grimes［1934］1980; Pow et al. 2015）。英国では一九三〇年の Mental Treatment Act で、任意入院（患者本人の意思による入院）が制度化され、任意入院患者の増加は、精神病院の「オープンドア」ポリシーを促進し、外来クリニックが重要な位置を占めていくようになる（Jones 1993: 137-38）。英国ではまた、一九三九年から一九四〇年代にかけて、精神病院を、医師や看護師、患者などからなる共同体として捉える、「治療共同体」という考え方が展開されてきた（Shorter 2005: 249; Jones et al.［1952］2001）。米国でも一九四一年には

「地域精神科クリニック」のマニュアル（Barhash et al.［1941］1952）が出版されるなど、地域ケアへの動きが少しずつ広がっていく。

一九五三年に発表されたＷＨＯのメンタルヘルスに関する専門家委員会によるレポート（WHO 1953）は、地域精神保健への移行の方向性を明確に示している。西洋諸国においては人口一〇〇〇人あたり三病床が普通だが、（最低限）必要な病床数は一〇〇〇人あたり一病床であり、病床の数よりも地域におけるメンタルヘルスケアを重視すべきである、としている。また、外来診療やメンタルヘルス教育などを通して、精神病院が地域精神医療の拠点へと機能を転換することを促すとともに、精神病院ではなく「医療‐社会的チーム」が地域のメンタルヘルスケアの責任をもつという制度を提案している。このレポートでは、精神病院内での治療や看護のあり方についても、興味深い提案が行われている。精神病院内での治療や活動においては、患者を信頼し、患者が個人としての責任を担い、自立できるようにサポートすべきであるとされている。

3　脱施設化と地域精神保健への移行

米国と英国における脱施設化（入院患者数と精神病床数の減少）が始まるのは、ＷＨＯのレポート発表直後の一九五四年以降である。一九五四年は、米国で抗精神病薬のクロルプロマジン（商品名 Thorazine）が導入された年でもあり（Shorter 2005: 54-55）、このことから、脱施設化は、クロルプロマジンなどの抗精神病薬の導入によって可能になったと言われることがある。しかし、米国と英国では一九五〇年代半ばから、地域によってはすでに一九四〇年代後半から脱施設化の動きが始まっていたし、逆にフランスやドイツなどでは、抗精神病薬の導入後もすぐには脱施設化が起こらず、スペイン、デンマーク、スウェーデンでは、一九七〇年代に入院患者数が増加していることなどから、抗精神病薬の導入と脱施設化の間の因果関係を否定する研究者も多い（Scull 2015: chap. 12; Pow et al. 2015 など）。抗精神病薬の登場が米国などにおける脱施設化への政策転換に一定の影響を与えたことは否定できないが、その影響はすでに定まっていた方向性を後押ししたものと考えるのが妥当だろう（Pow et al. 2015）。他方でまた、投薬中心の治療は、ソーシャルワーカーなどの医療の外部の人間との協働を必要としないものである（Jones 1993: 183）。抗精神病薬の導入は入院患者数と精神病床数の減少という意味での脱施設化には寄与した可能性があるが、地域精神保健の進展に関しては、否定的な効果をもたらした可能性がある。

脱施設化と地域精神保健への移行は同じ意味で使われる場合もあるが、脱施設化が今述べたように、入院患者数と精神病床数を減少させることを意味するのであれば、両者は必ずしも同じ意味ではない。地域精神保健ケアを一義的に定義することは難しいが、ここでは、しかるべき機関が地域全体の精神保健に対して責任をもち、精神病院を含めた施設や人的リソースのネットワークを活用して、精神保健ケアを提供するものとしておこう。

米国では、一九六一年に、一〇〇〇床以上の大規模精神病院の建設の禁止や、既存の精神病院の地域センターへの機能転換の促進を盛り込んだ大統領委員会のレポートが発表されている（Joint Commission on Mental Illness and Health 1961）。一九六二年の精神疾患と精神遅滞に関するケネディ大統領の特別教書では、地域精神保健センターの整備を核とする精神保健プログラムの提案が行われ（Kennedy 1963: 3）、同年Community Mental Health Centers Act（CMHA）が成立し、地域精神保健が制度的に推し進められていくことになる。

しかし、多くの研究者が指摘しているように、一九六〇年代後半以降の米国における地域精神医療への移行は、理想的な成果を上げたとは言い難い。精神病床数や精神病院の数を劇的に減少させたという点では、脱施設化は明らかに実現された。一九五五年に五八万人を超えていた精神病院の入院患者数は、二〇一〇年に四万三三一八人となり、人口比で一八五〇年の水準にまで戻っている（Torrey et al. 2012）。けれども退院した人たちへのケアという点では、十分な対策がとられることはなかったのである。

英国も米国と同様に、一九五〇年代後半から脱施設化を進めていった。一九五四年の時点で（イングランドとウェールズで）一五万人を超えていた入院患者は、一九七〇年には約一〇万人となり、一九九一年には約四万五〇〇〇人となっていった（一九九一年はイングランドのみの数値）（Jones 1993: 161, 187, 243）。最近（二〇一八年二月）のイングランドの精神病床数は、一万八〇〇〇床余りとなっている（NHS England n.d.）。

上述したように、英国では、一九三〇年代から外来診療クリニックが重要な位置を占めるなど、入院によらないケアが比較的充実していた。一九五九年には、強制入院制度の見直しや医療システム一般と精神医療との統合、長期患者に対するケアの責任の（病院から）地方自治体への移管などを目的としたMental Health Actが成立している（Kenyon 1968）。しかし、一九六〇年代以降の脱施設化は、医療費の削減政策の一環として進められたという側面も強い。一九六一年に厚生大臣のポウエル（Enoch Powell）は、精神病院の廃絶と精神病床数の半減を政策として提案するが、それは医療費全体の削減が必要であるというポウエルの信念を背景として出てきたものであった（Jones 1993: chap. 10）。また、一九七九年以降のサッチャー政権下で、精神病院の閉鎖が本格的に進められていくが、それもまた医療費削減の文脈の中にあった（Ibid.: chap. 11）。

本節でみてきたように、一九五〇年代以降、英国と米国では、精神病院を中心とした医療から地域精神保健の考え方へと移行していく。脱施設化後に十分なケアが提供されたとは言い難い面もあるが、その後地域精神保健の様々なアプローチが開発されてきている。以下では、地域精神保健のモデルとして、トリエステモデルとオープンダイアローグ（およびニード適合型アプローチ）を取り上げ、特にその思想的な面について検討することにしたい。これらのアプローチは、医療者側が性急な判断を下すことなく、当事者の社会的ネットワークを重視しながら、当事者のニーズや思いに丁寧に応えていくという点において、精神科医療における「対話的アプローチ」と呼ぶことができるものである。トリエステは地域精神保健のモデルとして広く知られている。最近注目を集めているオープンダイアローグに関しては、地域精神保健のモデルというイメージは薄いかもしれないが、地域精神保健という視点から捉えることが重要であると考えている。

4　イタリア・トリエステモデル

イタリアは精神病院の整備を経験した国の中で唯一、公立の精神病院を廃絶した国である。[6] 精神病院の廃絶を定めた一九七八年の法律はバザーリア法とも呼ばれ、その成立には精神科医のフランコ・バザーリアが大きな役割を果たした。そのバザーリアが基礎を作ったのが、トリエステの精神医療システムである。バザーリアは、一九六一年にイタリア北部のゴリツィアの精神病院の院長に就任後、拘束衣の禁止や病棟の開放を行い、医者、看護師、病院職員、患者が自由に参加する全体集会（アッセンブリア）を病院内で開催するなど、精神病院の改革運動に着手する（ザネッティ、パルメジャーニ 2016）。いくつかの挫折を経て、一九七一年にトリエステのサン・ジョバンニ精神病院の院長となると同時に、病院の改革と地域精神保健への移行を推し進めていった（一九八〇年にはサン・ジョバンニ病院が閉鎖され、地域精神保健への移行が完了している）。地域精神保健への移行において、トリエステでは各地域に地域精神保健センター（ＣＭＨＣ）が設置され、ＣＭＨＣが担当地域の医療とケアに責任をもつという体制がとられた。このほかに一般病院の中に精神科が置かれ、特に夜間の救急対応を担っているが、ＣＭＨＣも一般病院の精神科もトリエステ精神保健局によって一元的に管理されている（Mezzina 2014）。

この「トリエステモデル」においては以下のような考え方が重視されている（Ibid.; Dell' Acqua & Cogliati Dezza 1985; Bennett 1985）。（1）「診断」ではなく、当事者が抱える問題に焦点を合わせ、（2）社会的なネットワークを重視し、急性期の入院であっても、社会的なネットワークから切り離されることがないようにする、（3）ＣＭＨＣや総合病院の精神科は「オープンドア（出入り自由）」である（驚くべきことに、強制治療においても「オープンドア」は確保される）、（4）支援の一貫性と「治療継続性」を確保する、（5）メンタルヘルスに関するあらゆるニーズに二四時間体制で即座に対応する、（6）当事者がメンタルヘルスサービスの計画や提供に参加する。

トリエステモデルでは、当事者の自由と社会的なネットワークの維持を重視しながら、メンタルヘルスにかかわる当事者のあらゆるニーズに継続的に対応する責任を精神保健局がもつことによって、包括的で「全人的」なメンタルヘルスケアの体制を保持しているのである。トリエステ精神保健局は一九八七年からＷＨＯの協働センターとして指定され、地域精神医療の世界的な拠点としての活動を続けてきている（Mezzina 2014）。

5　オープンダイアローグ

オープンダイアローグは一九八〇年代からフィンランドの西ラップランドで臨床心理士のヤッコ・セイックラなどによってケロプダス病院を中心に展開されてきた精神科医療のアプローチである。(7) 一九八〇年代初め、ケロプダス病院では家族療法のミラノモデル（ミラノ派）が利用されていた。しかしミラノモデルには、家族を治療のパートナーではなく治療対象とみなす傾向がある。ケロプダス病院では、家族を客観視する態度の否定的な効果が認識されるようになっていった。一九八四年には家族を交えた「治療ミーティング」が行われるようになり、やがて、この治療ミーティングが治療そのものの中心となる（Seikkula & Olson 2003）。その後、トム・アンデルセンのリフレクティング・プロセスとグーリシャン／アンダーソンのコラボレイティヴ・アプローチなどを臨床実践の中に取り入れていくとともに、構築主義、バフティン、ヴォローシノフ、ヴィゴツキーなどが実践を理解する上での思想的なよりどころとして参照されることとなる（Ibid.）。一九九〇年代の中頃には、ケロプダス病院におけるこうした実践が「オープンダイアローグ」と呼ばれるようになっている（Seikkula et al. 1995）。

ミラノ派の家族療法では、ワンウェイミラー（マジックミラー）を使って専門家チームが家族と面接者の会話を（ミラーの背後で）観察・分析するということが行われていた。リフレクティング・プロセスにおいては、面接者・家族のチームとリフレクティングを行う「リフレクティング・チーム」が、それぞれの会話を交互に観察するということが行われる（なお最後は面接者と家族の会話で終わる）（矢原 2008; アンデルセン 2015）。他方、グーリシャンとアンダーソンのコラボレイティヴ・アプローチは、個人や集団の病理について診断を下すことができる者としてのセラピスト像を転換し、クライアントによる問題の提起を出発点として、問題をクライアントと協働して定義する者というセラピスト像を提示した（Anderson & Goolishian 1988）。セラピストに求められる能力は、対話を作り出し、維持し、クライアントとともに、問題を定義し、新たな意味を作り出していく能力であるということになる。

リフレクティング・プロセスもコラボレイティヴ・アプローチも、セラピストとクライアントの関係を大きく転換する点において一致している。クライアントを管理・評価する者としてのセラピスト像から、クライアントと協働し、水平な、もしくは観察者－被観察者が交互に入れ替わる、関係性を作り出すセラピスト像へと移行しているのである。オープンダイアローグは、こうした関係性の転換を実現する技法と思想を取り入れつつ、現在では次のような七つの原則（Seikkula et al. 2001; Olson et al. 2014）を確立している。（1）即時援助（必要であれば二四時間以内に治療ミーティングを行う）、（2）社会的ネットワークの重視、（3）柔軟性と機動性、（4）責任、（5）心理的連続性（治療ミーティングを同一のチームによって継続する）、（6）不確実性に耐えること、（7）対話主義（とポリフォニー）（対話を促し、クライアントおよび家族などの参加者の多様な声を引き出す）。これらの原則のいくつかは、リフレクティング・プロセスやコラボレイティヴ・アプローチの技法や思想、「応答されないことは最も不幸なことである」というバフティンの思想を取り入れたものであるが、クライアントの急な援助要請に一〇〇％対応し、治療チームの連続性を確保し、社会的ネットワークを総動員し、不確実性に耐えて柔軟性と機動性をもつということは、オープンダイアローグが地域（キャッチメントエリア）全体をカバーするメンタルヘルスケアのシステムのアプローチであることによって可能になっているものである。

6　オープンダイアローグとニード適合型アプローチ

オープンダイアローグが開発されていった一九八〇年代はフィンランドで脱施設化が急速かつ比較的スムーズに進められていった時期だった（石原 2018a）。この時期、フィンランドではアラネンが中心となり、統合失調症の外来ケアとリハビリテーションを改善して長期入院患者を半減することを目標とした国家プロジェクトが展開されていた（Alanen 1997）。アラネンたちはまた、一九八〇年代前半に「ニード（ニーズ）適合型アプローチ（need-adapted approach）」と呼ばれる統合失調症治療のためのアプローチを開発している。アラネンは、ニード適合型アプローチが必要であった理由として、統合失調症の「異種性」を挙げている（Ibid.）。個々のケースでどのような治療を行うかは異なり、患者や家族の状況をよく把握し、また、柔軟に対応する必要があると考えられたのである[8]。このアプローチの原則は少し要約してまとめると、以下のようなものである。（1）患者と家族のニーズに応えることができるように柔軟に治療計画を立てること、（2）精神療法的な態度をもつこと、（3）様々な治療的アプローチを相互に補うものとして捉えること、（4）治療における継続的なプロセスの質を保つこと、（5）患者一人一人のフォローアップや治療法の有効性に関するフォローアップを行うこと（Alanen et al. 1991; Alanen 1997）。これらの原則は、オープンダイアローグの原則によく似ている。実際セイックラたちは、「ニード適合型アプローチを実践し、発展させ、それをオープンダイアローグと名づけた」(Seikkula et al. 2001) と述べている。オープンダイアローグは、ニード適合型アプローチの発展形として位置づけることができる。

しかし、ニード適合型アプローチとオープンダイアローグとの間には、興味深い違いがある。ニード適合型アプローチでは、「セラピーミーティング」が重要視された (Alanen et al. 1991)。このミーティングは、患者が入院した直後に開かれ、患者と患者家族 (や患者に近い人たち)、治療チームが参加して行われ、このミーティングをもとに治療計画が定められていった。このミーティングで重要なのは、患者の、患者家族や近しい人たちとの間の「相互作用的なネットワーク」の状況を把握することであるとされていた。このセラピーミーティングは、オープンダイアローグの「治療ミーティング (treatment meeting)」によく似ている。オープンダイアローグの「治療ミーティング」はニード適合型アプローチのセラピーミーティングから直接影響を受けて考えられたものだろう。しかし、オープンダイアローグにおいては、クライアントが必ず参加する治療ミーティングにおいて、治療方針を含めた重要な決定がなされるのに対して、ニード適合型アプローチでは、治療チームのみで開かれる「治療計画ミーティング」も行われていた。治療計画の決定の場に、クライアントはいないことになる。

オープンダイアローグの重要な考え方の一つに「透明性」があるが、この考え方は、治療方針を含む重要な事柄についてクライアントのいない場で話をしないということを指している。オープンダイアローグでは、最初の相談があってから (必要であれば) 二四時間以内に、クライアントを交えた治療ミーティングが開かれる。クライアント本人は治療プロセスのすべての過程に参加することになるのである。オープンダイアローグは、ニード適合型アプローチの柔軟性などの思想や、セラピーミーティングの考え方を受け継ぎながら、すべての治療的プロセスを、クライアント（および家族やクライアントと近しい人たち）との対話において実現するとともに、即時性や継続性をより重視するアプローチとなっている。

7 オープンダイアローグを支える制度と研究

オープンダイアローグでは、クライアントの自宅で治療ミーティングを行うこともあり、クライアントのネットワークを重視した治療実践を行っている。また、看護師が多くを占める医療スタッフの大多数が、セラピストとしての訓練を受け、国家資格（家族療法士）を有していることも特徴である。地域精神医療や多職種連携のモデルとして、ユニークであるとともに、徹底性をもったものとして考えることができるだろう。

またこのシステムには、医療サービスに関する地方分権が徹底しているフィンランドの医療制度によって可能になっているという側面がある。フィンランドでは地域の医療区が当該地域（キャッチメントエリア）の医療サービスの提供に責任をもつと同時に、裁量権を与えられていて、医療区ごとに異なった医療体制を組むことが可能になっているのである（石原2018a; 2018b）。

フィンランドの他の医療区では、オープンダイアローグはあまり広まってはいないし、世界の他の地域においても、もちろん主流となっているわけではなく、実際に実践されている例はわずかである。だがオープンダイアローグへの関心は、世界的に高まりつつある。(8) オープンダイアローグへの関心の背景には、様々な要因があるものと思われるが、ここでは、以下の三つを挙げておきたい。第一に、オープンダイアローグは（急性期の精神病（psychosis）初発エピソード患者を対象とした）フォローアップ調査で、投薬率の低さや社会復帰率の高さなどにおいて高い成果を示している（Seikkula et al. 2006; 石原 2018b）。第二に、診断名を重視しないことやクライアントのいないところで治療方針に関することを話さないこと、また、「不確実性に耐える」ことなど、オープンダイアローグの治療実践の思想や進め方は従来の精神科医療と大きく異なっている。そして第三に、オープンダイアローグの原則や考え方、システムは、精神科医療以外の領域への応用可能性を感じさせる。

オープンダイアローグは、研究とともに作り上げられてきたアプローチでもある。上述の七つの原則も、治療実践を「アクション・リサーチ」的な手法で研究し、効果的であった要素を抽出した結果得られたものであり、その成果のフォローアップ研究も積極的に行われてきた（石原 2018b）。これまでのオープンダイアローグに関する主要な研究は、フィンランド・西ラップランド地方で行われてきたものであったが、近年では、他の国でも様々な研究が進められている。特に英国で二〇一七年に始まったＯＤＤＥＳＳＩ（Open Dialogue（OD）: Development and Evaluation of a Social Network Intervention for Severe Mental Illness）プロジェクトは特筆に値するものである。これまで行われてきた研究は、観察研究（フォローアップ研究）であったが、ＯＤＤＥＳＳＩは、オープンダイアローグに関する初めての多施設ランダム化比較試験であり、その結果が注目される（Ibid.)。

第9章　当事者による活動

これまで、精神病院を中心とした医療から地域精神保健への移行を概観するとともに、対話的アプローチの特徴と意義について確認してきた。地域精神保健においては、医療・看護人と患者との関係は、監禁と管理を基本とするものから、患者の主体性を重視するものへ転換していく。以下では、当事者の側からの動きを中心に、精神障害をもつ人たちが精神科医療において主体性を獲得していく過程を確認していくことにしたい。

1　Alleged Lunatics' Friend Society

イングランドのAlleged Lunatics' Friend Society（狂人とされた人の友の会、以下ＡＬＦＳ）の活動は当事者による権利擁護の活動として記録された最初のものであろう（Hervey 1986）。この会は、自身が不当に精神病院（マッドハウスやアサイラムを含む）に入院させられたと考えた元入院患者のパタノスター（Richard Paternoster）とその呼びかけに応えたパーシヴァル（John Thomas Perceval）などの元入院患者たちによって一八三八年に活動を開始し、正式には一八四五年に結成されたものである。当時のイングランドでは、精神病院への入退院は家族などの申し立てにより、狂人委員会の審査により決定されていた。本人の希望や主張が聴かれる機会はなく、本人の希望による任意入院は違法ですらあった（Ibid.: 273）。ＡＬＦＳは不当な入院を防ぐ制度のほか、任意入院制度の導入や中間施設の導入、看護人のライセンス制度導入など、当事者の自由や権利を確保するための改革を提案した。興味深いことにＡＬＦＳは、精神疾患の原因を人生にかかわる問題に求め、患者を元の環境から隔離して治療するという当時の常識的な考え方に疑問を呈している（Ibid.: 254）。ＡＬＦＳの活動は一八六三年に終了したが、強制入院における手続きの厳格化や任意入院制度、中間施設の提案などの先駆的な主張を行い、精神医療のあり方に一定の影響を与えるものとなった。

2　ピアサポート／セルフヘルプグループ

ＡＬＦＳの活動は、精神医療の改革を目指す当事者による政治的活動の原型とも言えるものである。こうした改革運動とは異なる種類の活動として、ピアサポートグループの活動を挙げることができる。ピアサポートグループ（peer support group）とは、直訳すれば「仲間によるサポートグループ」であり、同じ問題を抱えた人たちが自分たちでお互いに助け合うグループを意味する。そのため、自助グループと訳されることもあるし、セルフヘルプグループ、セルフサポートグループと呼ばれることもある。ピアサポート／セルフヘルプグループの活動の起源は、一般に一九三五年に結成されたAlcoholics Anonymous（匿名のアルコール依存症者の会、以下ＡＡ）であるとされる。ＡＡは回復のための「12のステップ」と会の原則を定めた「12の伝統」に従って活動を行うものであり、12のステップでは、自身が依存症者であることを認め神に頼ることや仲間に伝えることなどが提示され、12の伝統では、匿名性や会の統一を守ることの重要性などが述べられている。ＡＡは世間や精神医学界などから比較的好意的に受け止められ、急速に拡大し、二〇一三年時点では約一七〇か国にＡＡの組織が広がっている（ＡＡ［1953］2013）。

メンタルヘルスにおけるピアサポート／セルフヘルプグループは、一九三七年に組織されたRecovery, Inc. や、一九五〇年代に始まるクラブハウス運動などの先駆的な活動があるが、本格的に展開していくのは一九六〇年代以降であると思われる（SAMHSA 2011）。ゴールドストロームらによる報告では、二〇〇二年の時点で、米国に三三一五の相互サポートグループ（mutual support group）、三〇一九のセルフヘルプ組織、一一三三のコンシューマー運営サービス（consumer operated service; ＣＯＳ）が存在し、セルフヘルプ組織は合計で一〇〇万人以上のメンバーを抱え、ＣＯＳは過去一年間で五三万人以上の利用者があったとされている（なおこれには、アルコールを含む物質依存関連のグループ・組織（ＡＡなど）は含まれていない）（Goldstrom et al. 2006）。二〇〇〇年時点での米国における従来型の施設（公私の精神病院や外来クリニックなど）の数、四五四六と比較しても、メンタルヘルスケアにおいて、ピアサポート／セルフヘルプは不可欠な役割を果たしていることが分かる。

定義上、ピアサポート／セルフヘルプグループ・組織は、当事者によって構成・運営されるものであるが、専門家（医師など）との関係は様々である（Harwood & L'Abate 2010）。専門家の呼びかけで組織される場合もあるし（上述の Recovery, Inc. は医師の呼びかけで始まったものだった）、専門家と良好な関係をたもち、助言を求めたり、あるいは、組織が専門家を雇用するということもある。

3　Consumer/survivor 運動――解放とケア

COSはピアサポート／セルフヘルプの一形態だが、COSのような活動をピアサポート／セルフヘルプ一般と対比的に捉える研究者もいる（Morrison 2005）。COSは、一九七〇年代にカナダで始まり米国にも広がっていったものであり、精神障害をもつ人もしくは精神障害を経験した人がメンタルヘルスサービスの提供者となるサービスである（Chamberlin［1978］2012; SAMHSA 2011: 4）。COSは精神障害を抱える当事者がサービス提供の主体となるという点において、その他のセルフヘルプ／ピアサポートの活動とは大きく異なった特徴をもっている。

Consumer（消費者）という呼び方自体が、COSの性格を示している。この呼び方は、伝統的な医者‐患者関係を想起させる患者（patient）という呼び方を避け、メンタルヘルスサービスとしての精神医療のユーザーであることを強調している。同様に、患者という呼び方を避けて、サービスユーザーや、サバイバー（survivor）という言葉も使われる。このように、consumer や survivor という呼び方を意識的に採用し、自分たちの存在を医療専門家に管理される受動的なものから、主体的に治療方法を選択する主体として位置づけなおそうとする動きは、consumer/survivor 運動と呼ばれることがある（モリソン（Morrison 2005）は consumer/survivor/ex-patient 運動と呼んでいる）。

キャンベル（Campbell 2005）はCOSの機能を「解放的機能」と「ケア機能」に分けている。この解放的機能とケア機能は相互に密接に関係しているものと考えることができる。精神病院への収容を中心とした従来の精神科医療においては、患者の自由と自律性を奪うことそのものを治療の重要な要素としていたが、利用者が主導権をもつCOSは、利用者の自由な選択権と自律性を回復し、仲間とともに経験を語り、共有し、相互に支援しあうことを可能にする。そうしたことそのものが、メンタルヘルスケアにおいて有効に機能すると考えられる。

4　リカバリーの思想

メンタルヘルスケアにおけるサービスユーザーの主体性に関するキータームとして近年使われているものとして、「リカバリー（recovery）」という言葉がある。Consumer/survivor 運動においてもリカバリーの重要性が強調される場合が多い（Campbell 2005）。

リカバリーは、一般には「元の状態を回復すること」を意味するが、近年の精神医学やメンタルヘルスケアにおいては、独特の意味で使われ、特に「治癒（cure）」や「リハビリテーション」と対比的に使われている。「治癒」は、障害状態が解消され、健康な状態に復帰することを意味し、リハビリテーションは、障害から回復した人、もしくは障害のある人が社会環境に適応するための機能訓練を意味している。ディーガン（Deegan 1988）は、このような治癒やリハビリテーションと区別される「リカバリー」の意味を明確化した。リカバリーとは、「障害がもたらす限界の内で、あるいはその限界を超えて、自己の新たな意味と目的を回復すること」である。このリカバリーにとっては、「希望をもつこと」が重要であり、またリカバリーの内容は、人それぞれであることが強調される。精神障害を経験した／している人が、そうした経験を抱えながら、自己の新たな意味と目的を自ら獲得し、将来への希望をもてることがリカバリーなのである。それは元の状態への復帰ではなく、ある種の「転換」である（Deegan 2001）。伝統的なリハビリテーションのプログラムは、専門家が目的や進め方を設定し、サービスユーザーは受動的な立場に置かれる。リカバリーの考え方にたてば、サービスユーザーが設定したそれぞれの目的に寄与するものとして、リハビリテーションのプログラムが再構成されなければならない（Deegan 1988）。

「リカバリー」の考え方はその後、二〇〇三年の米国大統領委員会のレポート（New Freedom Commission on Mental Health 2003）に取り入れられるなど、メンタルヘルス一般を考える際の重要な概念とみなされるようになっている。リカバリーの考え方の導入は、精神科医療における専門家とサービスユーザーの間の関係の大きな転換を迫るものである（Vogel-Scibilia & Frese 2013; Ramirez et al. 2013）。専門家が診断を下し、定型化された治療やリハビリテーションを提案・提供するという従来の考え方は適切ではない。ユーザーによる人生の意味や目的の設定を踏まえながら、その実現を手助けする、カスタマイズされた治療やリハビリテーションを提供することが専門家の役割であるということになる。

第10章　当事者研究のインパクト

これまでみてきたように、精神医学の歴史は、当事者の権利を拡大し、当事者を中心とした医療へと変化していく過程であったと言える。精神病院への隔離から始まった精神科医療は、地域精神保健へと移行し、当事者の社会生活を重視するものへと変わっていった。また、北米では当事者（精神科医療サービスの経験者）の権利を主張するconsumer/survivor運動や、当事者が精神科医療サービスを提供する、「ユーザー提供型（service user provider）」のサービスが展開されるとともに「リカバリー」とは何かを当事者一人一人が考えていくリカバリーの思想が広まってきた。また英国などでは、医学研究において当事者が研究デザインに参加するユーザー参加型の研究が広まってきているし（Amering et al. 2009; Staddon 2013）、リカバリーの思想を「教育モデル」として実現する「リカバリー・カレッジ」と呼ばれるサービスも展開されている（千葉・宮本 2017; 宮本 2016）（表1）。

二〇〇一年から北海道浦河町《うらかわちょう》の浦河べてるの家で始まった当事者研究は、当事者を中心に据えた精神科医療やメンタルヘルスサービスの流れに沿うものであると同時に、特異な特徴と位置づけをもったものでもある。当事者研究が日本発祥の活動であるということもあり、本書の最後の章として、

表1　当事者を中心としたアプローチ

	担い手の中心	目的・特徴	展開された年代	発祥の地もしくは中心地
反精神医学	精神科医	精神医学・精神疾患の否定	1950年代～1960年代	英国、米国
イタリアの精神科医療改革	精神科医	拘束・閉鎖病棟の廃止、精神病院の廃絶	1960年代～	イタリア
ピアサポート／セルフヘルプグループ	当事者	自助活動	1930年代～、1970年代～	米国
consumer operated service (COS)、コンシューマー／サバイバー運動（consumer/survivor 運動）	当事者	サービスユーザーの権利主張、サービスユーザーの経験の活用、サービス提供の主導権確保	1970年代～	米国、カナダ
オープンダイアローグ	臨床心理士、精神科医、看護師	当事者の社会的ネットワークを重視した、「開かれた対話」による地域精神医療	1980年代中頃～	フィンランド
リカバリー思想	当事者	当事者による「リカバリー」の定義権確保	1990年代～	米国
リカバリーカレッジ	支援者、当事者（ピア）	医療的アプローチではなく、教育的アプローチによるサービス提供	2000年代～	英国
当事者研究	当事者、支援者（ソーシャルワーカーなど）	当事者による困りごとの研究	2001年～	日本

当事者研究の位置づけと意義について検討することにしたい。

当事者研究のユニークさを支えている主要な要因は、次の三つであると筆者は考えている。第一に、「当事者」という言葉を使っていることである。第9章で確認したように、米国などで使われてきたconsumer、service user、survivor、peerといった英語は、受動的な響きをもつpatientという言葉を避け、サービス利用者の権利や主体性を強調するために意図的に使われてきた。「当事者」という日本語は、これらの言葉のすべての意味を包括しつつ、それには収まらない意味も含むものである。第二に、当事者研究が、一九八〇年代から始まったべてるの家の活動を基盤にしているという点がある。「幻覚&妄想大会」に代表されるべてるの家の活動は、日本においてはもちろんのこと、世界的にもユニークな当事者を中心とした活動である。第三に、当事者研究がまさに当事者による「研究」であることである。ピアサポート活動における「ピア」は、自らの過去の経験をリソースとして、ピア活動にあたることが多いが、当事者研究は現在問題になっている事柄に、当事者自身が研究的な態度においてかかわることによって可能になるものである。本章ではこの三つの要因に即して、当事者研究の特徴と意義について検討していく。

1 「当事者」の概念

第9章第3節で確認したように、consumer/survivor運動は、「患者」という呼び方を拒否してきた。

患者（patient）という言葉は、専門家の助言に従い、疾病の治療に専念するという「患者役割（疾病役割）」の規範に結びつけられていた（Morrison 2005: chap. 1）。サバイバーという表現は、苦難を経験しながらも生き延びてきたという意味を帯びている。他方、コンシューマーやサービスユーザーという言葉は、メンタルヘルスサービスの利用者の権利と主体性を意識させる。また、臨床心理士などの専門家が好んで使うクライアントという言葉は、サービス提供者の側から、サービスの利用者が発注者であることを明確化するものである。

コンシューマーやサービスユーザー、クライアントという言葉は、メンタルヘルスサービスの利用者の権利を意識させることができるが、その権利はあくまでもサービス利用者としてのものであるという制約がある。他方サバイバーという言葉は、メンタルヘルス上の問題を経験してきた人を意味することができるが、主体的なニュアンスは薄くなる。Consumer/survivor という表現は、コンシューマーとサバイバーがどちらも単独では日本語の「当事者」がもつニュアンスを表現することはできない。

「当事者」は元来法律用語として、ドイツ語の Partei（英語では party）の訳語として、明治時代に導入された言葉であり、事件に直接関係する人、特に裁判権の行使を裁判所に対して求める原告とその相手側（被告）を指す言葉である。[1]「当事者」は、一九八〇年代以降、障害をもつ人たち本人を指す言葉として広く使われるようになり、障害をもつ人たちに対する差別の告発や障害をもつ人たちの権利擁護のための運動が、「障害者運動」や「当事者運動」と呼ばれるようになっていく（Ishihara

2015; 牧口 1986)。

障害者運動と「当事者」という言葉の結びつきを強く印象づけたのは、中西・上野による『当事者主権』(中西・上野 2003) であろう。中西と上野は、「ニーズを持ったとき、人は誰でも当事者になる」とする一方で、当事者とは「問題をかかえた人々」と同義ではない、とも述べる (Ibid.: 3)。ある問題を抱えているだけでは、その人は当事者ではない。その問題が社会の仕組みによってもたらされていることを理解し、社会の設計を変えることによってのみ満たされる「ニーズ」をもつ人が、「当事者」なのである。中西と上野のこうした当事者の定義は、障害 (disability) は社会がもたらしたものであり、障害を解消する責任は社会の側にあるとする「社会モデル」の考え方を背景としている。また、「当事者」とは差別され、被害を受けてきた人たちのことであり、差別してきた加害者の側もまた「当事者」であるという思いも背景にある (Ibid.: 17; 牧口 1986)。障害者運動における当事者概念は、法的用語と社会モデルの考え方を背景に、社会的な構造によって抑圧されるとともに、その構造の変革をめざす運動に参与する者を指していたと考えることができる。

当事者の「当事 (當事)」には「事に臨む」、「事にあたる」、「事にぶつかる」というような意味がある (『大漢和辞典』修訂版、巻七、大修館書店)。また日本語としての「事に当たる」には、(1)「事件にあう。災害が身に及ぶ。何かの変事にかかわって罪を受ける」という意味と (2)「物事を担当する」(引き受ける) という意味がある (『日本国語大辞典』第二版、小学館)。「事に当たる」は、外的な出来事に襲われ、その出来事を引き受けざるを得ないという受動的な逃れなさと、問題に対処するという主体的なかかわりの両方を含んでいる。当事者とは、このような二重の意味での「引き受ける者」であり、自分が作り出したわけではないある出来事に遭遇し、その出来事に向き合わざるを得ない者である。

当事者研究における「当事者」は、このような二重の意味での「引き受ける者」というニュアンスに加えて、自分のことを知らない者、自分だけでは自分のことについて決められない者、というニュアンスが加わっている。当事者とは、「自分のことは自分がいちばん〝分かりにくい〟ことを知っている人」（向谷地 2009b: 44）のことなのであり、自分のことがよく分かっていないからこそ、仲間とともに研究し、「自分のことは自分だけで決めない」（向谷地ほか 2006: 68）ということが重要になってくるのである。

したがって、「当事者研究」は、日本語の「当事者」という言葉の特徴を生かすとともに、そこに新たな意味をつけ加えてもいるということになる。以下では、当事者研究の誕生と展開の経緯をたどることによって、その背景を明らかにしていく。

2　当事者研究の誕生

当事者研究は、二〇〇一年に北海道の浦河べてるの家で始まったものである。べてるの家は、一九八四年にソーシャルワーカーの向谷地《むかいやち》生良《いくよし》が当事者たちと共に設立したものだが、その起源は精神障害からの回復者による「どんぐりの会」（一九七八年七月活動開始）にある（浦河べてるの家 2002: 24-28）。

向谷地がソーシャルワーカーとして浦河の地に赴任してきた一九七八年当時、精神科病棟に入院することは、「浦河で暮らすなかでもっとも惨めなこと」だと思われていた（Ibid.: 44）。向谷地はこうした状況そのものよりも、当事者たちが人としてのあたりまえの苦労を奪われた人々であることに問題を感じ取る。精神科医療の管理のもとで、精神障害者たちは悩むことや苦労することそのものが奪われていた。向谷地たちが「苦労を取り戻す」ための手段としてこだわってきたのが、「商売をすること」だった。当事者による商売は一九八三年の日高昆布袋詰めの下請けから始まって、昆布加工食品の製造販売、ドキュメンタリービデオ・ＤＶＤの販売、書籍の執筆・販売など、幅広く展開されてきた。浦河での当事者たちの商売は、復帰先の地域そのものを活性化することを通じた社会への参入であった。

この商売へのこだわりは、当事者研究の下地を用意することにもなる。一九九〇年頃、地域コーディネーターの清水義晴に教えられた「一人一研究」という考え方がべてるのメンバーの仕事の中に取り入れられ、販売方法や新製品の開発などに「研究」的なアプローチが広まっていく（向谷地ほか 2006: 60）。商売におけるこのような「研究」マインドが、後に当事者が自らの病気を対象とする「当事者研究」が展開されていくための下地となる。

社会参加や就労体験ではなく、いきなり「商売をする」という発想はべてるならではのものである。ほかにもべてるは一九九一年に地域住民との交流集会として「偏見・差別大歓迎」集会を開いたり、一九九五年以降「幻覚&妄想大会」を毎年開催するなど、精神障害に関する偏見とメンタルヘルスケアの常識を打ち破る様々な活動を続けてきた。べてるの家は、その活動を特徴づけるユニークなキャッチフレーズ（理念）でも知られている。「苦労を取り戻す」、ほかにも「弱さの情報公開」「弱さを絆《きずな》に」「降りる人生」「三度の飯よりミーティング」「手を動かすより口を動かせ」「安心してさぼれる職場づくり」「自分でつけよう自分の病気」「幻聴から幻聴さんへ」「それで順調」「べてるに来れば病気が出る」など（浦河べてるの家 2002; 向谷地ほか 2006: 11）。一見まとまりがないようにみえるこれらの理念は、弱さを絆に問題に向き合い、人とのつながりを回復する当事者の力を信じるという思いによって貫かれている。

「当事者研究」は、こうしたべてるの家の活動や理念を土台にして生み出されてきたものである。しかし当事者研究は、べてるの家のスタッフやメンバーが意図的に立ち上げた活動ではなく、偶然生み出されたものだった。

当事者研究が生まれたきっかけは、統合失調症を抱え、親を困らせる「爆発」を繰り返すメンバー（河崎寛）に対して、向谷地が「〝爆発〟の研究をしないか」と誘いかけたことだった（浦河べてるの家 2005: 3）。それは何か明確な見通しがあってでてきた言葉ではない。親への要求を断られた腹いせに病院の公衆電話を破壊するという〝爆発〟の後のどうしようもない行き詰まりの中で出てきた言葉だった。河崎は、目を輝かせて「やりたいです！」と答えたという。この当事者研究の魅力の一端は、「研究」という言葉そのものにある。「自分を見つめるとか、反省する」のではなく、まさに「研究」

するというところにその魅力がある（Ibid.: 3）。

こうして始まった当事者研究は、やがて『精神看護』（医学書院）に連載されることになるが、その内容の過激さは、雑誌編集部の内部でも波紋を呼ぶことになる。河崎論文は、「爆発」とはどのようなものなのか、どのような手順で爆発にいたるのか、なぜ爆発するのか、爆発の処方箋は何かなどについて述べていくものだが、その爆発の内容は、とても笑っては済ませられないものだった。親を殴る、他の学生を殴る、食事中に茶碗を投げる、親の大事なものを壊して親を困らせる、住宅ローンが払い終わったばかりの自宅に放火する。このような「爆発」事例が淡々と述べられ、爆発のメカニズムと爆発への処方箋に関する研究の成果が綴《つづ》られていくのである。

この原稿を読んだある編集者は、「河崎さんはこれだけのことをやっても反省していないのではないか」という疑念を口にする。しかし向谷地はこの疑念に対して次のように答えている。「いいえ、それは逆なのです。つまり、彼は自分を見つめ反省しすぎてしまうことで、爆発してしまう。だからこそ、自分自身の爆発してしまうつらさをいったん自分の外に出し、研究対象として見つめる（「外在化」する）というスタンスに、意味があったのです」（向谷地 2002: 44）。

「自分を語る」リスク

べてるの家では、当事者研究の活動が始まる以前から「自分を語る」ことが活発に行われていた（河崎 2002: 45）。自分の病気や問題に向き合い、自分の言葉で語ることが重要視されていたのである。

しかし、自分を語るという行為は、障害者ならずともリスクを伴うものである。『精神看護』の編集者が思わず口にした「反省していないのではないか」という疑念は、とりわけ「問題行動」の経歴をもつ精神障害当事者が「自分を語る」際に高いリスクにさらされていることを如実に示している。

しかし、医師などの医療従事者や支援者に対しては、進行中の「問題行動」について語ることが可能である。進行中の問題行動は、治療の対象であり、本来治療の文脈においてのみ、語ることが許されている。問題行動が「病気」によるものであればそれはやむを得ない。しかし、それを治療の文脈以外で平然と語るならば、それは当人が「反省していない」ということなのではないか。まず反省して治療を受けるべきであり、治療が終わって初めてそうした行動について語るべきなのではないか。そのような、非難の視線を向けられる可能性がある。

当事者研究以前にべてるの家で展開されてきた「自分を語る」という活動は、精神障害をもつ当事者が公共空間の中に現れることを抑圧してきた構造を崩そうとするものだったと言える。しかし、自分語りはリスクと責任を伴う。「自分を語る」ことに伴うリスクと責任は、当事者個人に負わされたままになる。

当事者研究は「研究」がもつ公共空間への経路を当事者がうまく利用しているのだと考えることができるだろう。研究者が精神障害者の語りを公の場で語ることができるのであれば、当事者自身が研究者になってしまえばよい。当事者が研究者になるということによって、公的な場に現れる研究者と隠される当事者という構図は破壊されることになる。

共同行為としての「研究」

研究の空間はそもそも、語り手の安全性を確保するという機能をもっている。研究の内容と研究者の人格は切り離されるべきものであり、研究内容に対する批判は研究者の人格への攻撃になってはならない。このことに加えて、「研究」がもつ共同行為という側面は、「つながりの回復」をもたらすものとなっている。

向谷地は先にも引用した『精神看護』の記事の中で次のように述べている。

彼に「研究」をすすめるときに言ったのは、「研究という形をとることで、生きづらさを抱えて爆発している多くの仲間たちを代表して、そういう仲間たちと連帯しながら、自分のテーマに迫っていけるのではないか」ということです。「研究」として爆発のメカニズムを理論だてて考えることで、内容が普遍化・社会化され、河崎寛さんが行なった自分自身の研究でありながら、河崎寛さんを超えた研究となれるからです。（向谷地 2002: 44）

「研究」とはそもそも共同的な行為である。研究が共同で行われる場合だけではなく、単独で行われる場合でも、それは共同的な行為であると言える。研究の内容が個人を超えた意味をもち、他者に向けて発表されてこそ、研究の意義がある。

このように研究が共同的な行為であることによって、当事者研究を行う当事者は、「自分を語る」

際のリスクと負担が軽減されることになる。単に「自分を語る」のではなく、「研究」として進めることによって、それは個人的な行為ではなく、社会的に有意義な共同行為であることになるのである。べてるの家の当事者研究は、「自分自身で、共に」(浦河べてるの家 2005: 5) というキャッチフレーズ(理念)によって特徴づけられているが、このフレーズは、当事者研究が共同的な行為であることを端的に示している。当事者研究は、研究という共同行為を通じて、仲間や社会との「つながり」の回復をもたらす機能をもつのである。

3　当事者研究のコンテクスト

ここまで述べてきたように、当事者研究はべてるの家の実践と理念を背景に生まれてきたものだが、べてるの家がゼロから作り上げてきたものであるわけではない。当事者研究は、様々なアプローチを吸収しながら出来上がってきたものなのである。しかし当事者研究は、様々なアプローチや技法を取り入れながらも、それらの意味を根本的にずらしていくというところにその大きな特徴がある。本節では、当事者研究に関係が深い四つの潮流——ピアサポート、当事者運動、認知行動療法、フランクルの実存分析——との比較を通して、当事者研究の特徴を論じていく。

べてるの家の活動と当事者研究は、ピアサポートグループの理念や活動と深い関係をもっている。

日本におけるピアサポート活動と当事者研究

第9章第2節で確認したように、ピアサポートグループは、一般には、一九三五年に米国で設立されたアルコール依存症当事者のグループ、アルコホーリクス・アノニマス（AA：Alcoholics Anonymous、アルコール依存者の匿名の会）が最初のものであるとされている。日本では、一九四八年に日本患者同盟、一九五一年には全国ハンセン氏病患者協議会が結成され、一九六〇年代から七〇年代にかけ、様々な分野でピアサポートグループが形成されていった（久保 1978）。べてるの家もまた、ピアサポートグループの一種である「どんぐりの会」を源流とするものであり、ピアサポートグループを基盤にしていると言える。

ピアサポートグループの重要な機能の一つは、当事者たちが語ることができる場を確保することである。そうした語りの場では、匿名性や「言いっぱなし聞きっぱなし」のルールが採用されることも多い。「言いっぱなし聞きっぱなし」とは、メンバーの語りに対して論評したり、批判したり、助言したりせず、また、語られたことを外部に持ち出したり、後で問題にすることを禁じるということである。(2) それは、批判や解釈を受けつけない、まさに純粋な「語りの場」を確保するためのルールなのである。

べてるの家では、ピアサポートの理念を共有しながらも、地域の人々と交流しながら、自分の病気について語ることを重視してきた。この公開性の重視が、ピアサポートグループ一般のあり方とは大きく異なる点である。

しかしまた、当事者研究は、「言いっぱなし聞きっぱなし」のルールが適用されるアノニマス・グループと決して対立するものではない。実際浦河では、当事者研究の活動と同時並行で、スキゾフレニクス・アノニマス（統合失調症者の匿名の会）の活動が行われてきた。スキゾフレニクス・アノニマス（SA：Schizophrenics Anonymous）とは、アルコホーリクス・アノニマス（AA）の手法を取り入れた統合失調症患者のピアサポートグループである。米国のミシガン州で一九八五年に始まり、日本では二〇〇〇年八月に浦河で行われたのが最初とされている（向谷地 2009a: 69; 四宮 2002: 315-17）。当事者研究が始まったのが二〇〇一年だから、その少し前に浦河でSAが生まれたことになる。この浦河のSAの会合では匿名性と「言いっぱなし聞きっぱなし」の原則が適用されている（べてるしあわせ研究所 2009: 219）。

当事者研究と同様に、SAもまた綿密な計画のもとに始まったものではなく、必要に迫られて生まれたものである（SAの立ち上げは、「退院したら話す場がなくなる」という清水の訴えがきっかけとなった（四宮 2002: 315））。ほぼ同時期に偶然の産物として始まったSAと当事者研究の活動は、浦河における「自分を語る」活動の二つの柱となる。当事者研究が公開で行われ、その成果が発表されるのに対して、

ＳＡの活動の内容はその性質上、公開されることはない。そのため、「自分を語る」活動に関しては当事者研究が目立つことになるが、その背景にはＳＡの活動がある。

また、べてるの家では、商売を通じた「社会進出」が「自分を語る」活動そのものを支えていることにも注意する必要がある。べてるの家の当事者研究は、一方では当事者のみの活動であるＳＡを、他方では商売を通じた地域社会とのつながりを背景にして成り立っているものなのである。言い換えれば、べてるの家における「自分を語る」活動は、当事者研究とＳＡ、商売を通じた社会進出の三つの柱によって支えられきたと言えるだろう。

当事者運動と当事者研究

ピアサポートの理念はこれまで述べてきたように、障害コミュニティのメンバーが自分たちで助け合うということにある。障害コミュニティの目がその外部へと向けられた場合、社会に対して要求を行う「当事者運動」が展開されていくことになる。

このような意味での当事者運動は、一九七〇年代に米国で始まり、その後世界中に広まった「自立生活運動」によるところが大きい（中西・上野 2003: 25）。日本でも一九七〇年代に障害者の権利を守るための運動が立ち上がっていった。脳性麻痺当事者の団体「青い芝の会」によって、脳性麻痺のわが子を殺した母親を擁護する減刑嘆願運動に対する反対運動が展開され、また、府中療育センターにおける障害者の人権侵害に対する抗議運動が起こっている（Ibid.: 25-27）。

米国では一九六〇年代に、市民権運動や消費者（保護）運動が活発になり、その影響は各国にも及んでいった。患者や障害者もまた市民であり、医療・支援サービスの利用者・消費者である。一九六〇年代の市民権運動や消費者運動を背景にしながら、一九七〇年代以降には、患者や障害者の権利擁護の動きも強まっていくことになる（SAMHSA 2011: 4; Annas 2004; Kopolow 2004）。

そもそも消費者運動とは、製品やサービスの供給者と消費者の力関係を変えるための運動であった。製品・サービスの供給者は、専門的な知識をもち、消費者に対して有利な立場にある。安全性の確保や情報の開示を供給者側に義務づけ、消費者の選択権を確保し、供給者と消費者の間の力関係を逆転させることが消費者運動の目標であったのである。他方、市民権運動は、市民権から排除されていたマイノリティのグループが、市民権を獲得することを目指した運動であった。

障害者の当事者運動においては、この二つの運動が交錯する。障害者の当事者運動は、公共空間や公共サービス（高等教育など）から排除されていた障害者たちの権利を取り戻すための運動であり、また、サービス提供者である専門家（医療・リハビリテーションサービスの提供者）から決定権を取り戻し、サービス供給者とサービス利用者の間の力関係を逆転させることを目標とした運動だったと言える。(4)

べてるの家の実践も、こうした当事者運動の大きな方向性を共有していると言える。しかし前節で確認したように、浦河では、「当事者性」について独特の理解がなされてきた。つまり、「自分のことは、自分がいちばん〝わかりにくい〟」（向谷地 2009b: 44）という理解のもとに、「自分のことは自分だけで決めない」（向谷地ほか 2006: 68）ということが当事者性の原則として受け継がれてきたのである。

自分が受けるサービスを自分で選択する権利を取り戻すという当事者運動における「当事者」とは異なり、べてるの家における「当事者」とは、自らの苦労を取り戻し、人とのつながりを回復することによって、自分を再発見していく人のことなのである。(5) そうした再発見の場として機能するのが当事者研究にほかならない。

認知行動療法と当事者研究

一九九〇年代初めのべてるの家へのSST（ソーシャル・スキルズ・トレーニング）の導入は、べてるの家の当事者研究の成立にとって重要な出来事であった。

SSTは、「社会生活技能訓練」などと訳され、日常的な社会生活を送るための技法をロールプレイなどを通じて訓練していくものであり、「行動療法にやや重点を置いた認知行動療法」（西園 2009: 3）とも言われる。なお認知行動療法は、一九五〇年代以降に展開される行動療法の系統と一九七〇年代以降の認知療法の系統の様々な技法の総称であり、近年ではさらに、「第三の波」と呼ばれるマインドフルネスやアクセプタンス&コミットメントと呼ばれる技法もそこに含まれている（下山 2011）。

このように認知行動療法には様々な技法が含まれるが、認知行動療法に共通する特徴として、セラピスト（治療者）とクライアント（患者）との間に「協働関係」が形成されるということがある。認知行動療法においては、セラピストとクライアントとの間の信頼関係のもと、クライアントが自分自身の問題を理解し、自分を助けるスキル（セルフサポートスキル）を身につけていくことが目指されるのである（森田 2007: 60–61）。

認知行動療法一般のもう一つの重要な特徴は、仮説‐検証というプロセスを踏むことである。セラピストとクライアントの協働作業を通じてクライアントが抱えている問題が何か、どのようにしてその問題が維持されているのかに関する仮説が立てられ、その仮説がセッションを通じて検証・修正されていくことになる（Ibid.: 61–62）。

このようなSSTと認知行動療法の技法や考え方が、当事者研究の進め方や理念に近いことは容易にみて取れる。向谷地は当事者研究に共通の「エッセンス」として以下の五つの要素を挙げている（浦河べてるの家 2005: 4–5）。

（1）〈問題〉と人との切り離し作業
（2）自己病名をつけること
（3）苦労のパターン・プロセス・構造の解明
（4）自分の助け方や守り方の具体的な方法を考え、場面を作って練習すること
（5）結果の検証

このうちの（2）以外の要素は、認知行動療法およびSSTの技法や思想のうちに見出すことができるものである。認知行動療法とSSTが当事者研究に「型」のようなものを提供したのだと言って

もいいだろう。認知行動療法とSSTのべてるの家への導入は、援助者の役割の捉え方にも大きな影響を与えている。それは、援助者の役割を、受容と共感を通じて患者の自己洞察を促すことから、当事者の「生きづらさ」を解消することへと捉え直すきっかけになったのである（向谷地 2009a: 118）。

しかし当事者研究は、認知行動療法とは次の二つの点で決定的に異なっていることに注意する必要がある。

第一の点は、認知行動療法においては主導権がセラピストの側にあるということである。セラピストとクライアントは協働関係にあるが、問題の仮説を提示するのはセラピストの側であり、クライアントは仮説を「受け入れる」ことによって認知行動療法に能動的に参加するという立場なのである（榎本 2007: 86）。この点は、支援者の援助があったとしても、当事者自身が問題を捉えていくことが目指される当事者研究とは大きな相違点である。

もう一つの点は、認知行動療法があくまでも「問題解決」を目指す技法であるということである（下山 2011: 27）。これに対して当事者研究は、必ずしも問題解決を目的とはしていない。当事者研究は「問題解決技法」ではなく、「生活の中で起きてくる現実の課題に向き合う「態度」」（向谷地ほか 2006: 54, 53）なのである。当事者研究では、問題に向き合うことによって、「苦労の棚上げ効果」、つまり、「かかえている問題に対して「研究すればいい」と立ち位置を変えると、問題そのものは何も解決していないのに、解消される」という効果（べてるしあわせ研究所 2009: 23）が生じるのだとされる。

向谷地は認知行動療法およびSSTと当事者研究との関係について次のように述べている。

浦河では、ＳＳＴが当事者の中に普及し、認知行動療法のもつエッセンスが、当事者の生活に馴染み、「治療」とか「援助」と言った専門家の立場からの硬い言葉が、当事者の実感と主観の中で磨かれて自然な形で生活に定着するのと同時に、「当事者研究」は、当事者自身の症状の自己管理や再発の注意サインを把握するという作業が、骨格を残しながら発展的に変化を遂げたものだといえる。（向谷地 2009a: 91-92）

認知行動療法とＳＳＴの型は、べてるの家の実践の中に取り入れられることによって、治療の技法から、苦労を取り戻し、人とのつながりを回復するためのコミュニケーション空間を支えるものへと、その性質を変えていったのである。

フランクルの実存分析と当事者研究

すでに述べたように、べてるの家の最も重要な「苦労を取り戻す」という理念は、浦河で精神障害者が置かれていた状況――「苦労が奪われている」状況――の中から生まれてきたものであった。しかしまた、向谷地が精神障害者の「苦労が奪われている」と感じた背景には、フランクルの「実存分析」の影響がある。向谷地は「私自身が、意識的にも無意識的にももっとも影響を受けてきたのは、Ｖ・Ｅ・フランクルが創始した「実存分析」の視点であった」（向谷地 2009a: 86）と述べている。

実存分析は第二次世界大戦中にユダヤ人としてナチスの強制収容所を体験した精神科医のフランクルが提唱したものであり、「責任の意識化」（フランクル［1946］1985: 32）を主張することに特徴がある。責任の意識化とは、「人間が変えることのできない運命に対していかなる態度をとるか」（Ibid.: 53）ということに関して私たちが責任をもっていることを意識化するということを意味している。

変えることのできない運命に対して責任をもつとはどういうことなのだろうか？

私たちは、自分ではどうすることもできない状況の中に置かれることがある。ユダヤ人であるという理由で強制収容所に収容されたフランクルの状況はまさにそうしたものであった。しかしそこで課せられる苦悩に対してどのような態度をとるのかに関して責任があるのだと、フランクルは主張する。「一人の人間がどんなに彼の避けられ得ない運命とそれが彼に課する苦悩とを自らに引き受けるかというやり方の中に、すなわち人間が彼の苦悩を彼の十字架としていかに引き受けるかというやり方の中に、たとえどんな困難の状況にあってもなお、生命の最後の一分まで、生命を有意義に形作る豊かな可能性が開かれているのである」（フランクル［1947］1985: 168）[6]。

精神障害をもつ人たちもまた、自分ではどうにもならない状況に置かれ、苦悩を課せられた人たちであると言える。発症へといたる状況は自分の力で変えることは難しく、自分ではどうにもならないからこそ、病気になるのである。そのようにして課せられた苦悩を自ら引き受けることを求めるのが、フランクルの実存分析の思想だということになるだろう。

もちろんそうした「責任の意識化」は、精神障害をもつ当事者に病気の責任があるのだと主張するわけではない。精神障害は様々な要因の絡み合いによって生じるものであり、当事者個人の責任として理解できるようなものではない。にもかかわらず、当事者は、病気の苦悩を自らのものとして引き受ける責任がある、ということを主張するのが「責任の意識化」なのである。

しかしそうだとしても、こうしたフランクルの考え方は、当事者個人に厳しすぎる要求を課すものとなってしまうのではないだろうか？

収容所での体験を描いた『夜と霧』では次のような印象深いエピソードが紹介されている。

収容所から解放された直後に、フランクルは共に解放された仲間と麦の芽が出たばかりの畑を横切ることになった。麦の芽におかまいなく畑の真ん中を突っ切ろうとする仲間に対してフランクルが芽を踏みにじるべきではないと言うと、仲間は怒りに燃えて次のように応える。「何を言うのだ！　われわれの奪われたものは僅かなものだったのか？　他人はともかく……俺の妻も子供もガスで殺されたのだ！　それなのにお前は俺がほんの少し麦藁《わら》を踏みつけるのを禁じるのか！……」（フランクル［1947］1985: 202）。

それでもフランクルはなお、「何人も不正をする権利はない」のであり、「この人間をこの真理へと立ち帰らせるよう努めねばならない」と主張する。もちろん、どんなに理不尽な目にあったとしても、不正をしていいということにはならないし、フランクルの仲間のような考え方が、彼自身にとって良くない帰結をもたらすことは理解できる。

このことを精神障害をもつ当事者に置き換えたらどうなるだろうか？

精神障害をもつ人は、苦悩や悲しみを抱えている。また、家庭環境や職場の環境に追いつめられて病気になるということもあるだろう。しかし、精神障害者の苦悩や苦しみがどんなに深くても、また、どんなに厳しい状況のもとに置かれてきたとしても、だからといって他害行為や迷惑行為をしたり、約束を破ったりしていいということにはならない、ということになるだろう。しかし当事者にそうした「真理」を理解させるように努めれば、問題が解決するのだろうか？

この問題をどう捉えるのかという点において、実存分析と当事者研究の理念は異なっている。他害行為や迷惑行為をすべきではないと理解したところで、それが止むとは限らない。反省したり自分を見つめ直したりすればそれで問題が解決するというわけではない。べてるの家の当事者研究においては、迷惑行為でさえも、当事者が自分を助ける「助け方」として捉える。その助け方はもちろん迷惑行為である限り、そのままでいいわけではない。しかし、「助け方」として捉えることによって、当事者が問題と向き合う力をそこに見出し、その力を別の仕方で発揮できるように仲間と共に考えていくのが、当事者研究というツールなのである。

「責任の意識化」という実存分析の思想は、べてるの家において「苦労を取り戻す」という理念として結実するが、この取り戻しは同時に人とのつながりの回復であることが強調されていた。この強調は、「責任の意識化」が「責任の個人化・孤立化」となってしまうことを防ぐ重要なポイントなのである。

当事者研究のもっとも重要な理念である「自分自身で、共に」はこの意味において理解されなければばならない。苦悩を自分自身で引き受けながら、その苦悩の引き受け方を仲間と共に研究し、その成果を社会へ伝えていく――これこそが、「自分自身で、共に」が意味するものなのである。

4　当事者研究と現象学

ところで、この「自分自身で、共に」というフレーズは、（谷（2002）の紹介による）フッサールの言葉に由来するものである（向谷地 2009a: 100）。フッサールは、「自分自身で考える人（Selbstdenker）」と「ともに哲学する（symphilosophein）」という言葉を好んで用いている（谷 2002: 16）。谷はこの二つの言葉を「自分自身で……」「ともに……」とまとめ、フッサール現象学の姿勢を示すものとして紹介している。「自分自身で、共に」という当事者研究の重要な理念はフッサール現象学のこの基本的な考え方から来ているものなのである。

フッサールはしかし、この「ともに哲学する」人を、かなり限定的に捉えていた。フッサールは、精神障害をもつ人々を共通世界の担い手から排除しているし、フッサールが言う「ともに哲学する」人とは、フッサールが見込んだ人に限られていた（Ibid.）。これに対して、当事者研究においては、自分が抱える苦悩に向き合い、共に研究する態度をとる限りにおいて、誰もが研究実践の主体となることができる。フッサールの現象学においては、哲学的な直観を有する限られた哲学者たちが、体験の普遍的な構造を把握することが目指されていたが、当事者研究においては、体験し、苦悩する当事者一人一人の体験の個別性と差異が尊重される。それでいて、当事者の体験に共通するもの、普遍的なものの把握が目指されることになるのである。当事者研究はボトムアップ的に体験の普遍性を探っていく作業であると言えるだろう。

その意味では、当事者研究は現象学的実践として捉えることができると同時に、現象学の理解の変更を迫るものであろう。第3章第4節で確認したように、現象学的精神病理学が、病的経験を健常者の経験の構造の「変様」として捉えようとしたとき、そこには、やはり、不変かつ普遍的な構造なるものが想定されていたように思う。当事者研究を現象学的実践として捉えるためには、現象学におけるそのような前提を放棄する必要がある。さらに言えば、そのような前提を放棄することこそが、現象学を生産的で有効な方法とするために必要な作業であろう。現象学を、個々人の体験を出発点としつつ、その共同性を通じて、つまり、他者の体験とのすり合わせを通じて、普遍的な本質を探り、共通の世界を構築していく作業として再定義することができれば、現象学は、まさに当事者研究の方法であると言うことができるだろう。

5　反精神医学と当事者研究

第3節でみてきたように当事者研究は、ピアサポートの理念や当事者運動の思想、認知行動療法とSST、フランクルの実存分析の思想を背景としながらも、それらとは異なる特徴をもつものである。

これらの思想や技法は浦河の地で吸収され、その型を残しながらも、全く異なるものへと性質を変えていく。そうした型は、治療の空間や運動の空間から引き離されて、「苦労を取り戻し、語りを取り戻す」という目的に合わせて練り直されていくことになるのである。

様々なアプローチから型や技法を取り入れながら、アレンジを加え、異なる文脈のうちへと置き換えていくという当事者研究の特徴がもっともよく現れているのは、「自己病名」をつけるという作業であろう。浦河で「自己病名」をつけることがいつから始まったのか定かではないが、当事者研究が始まる前の二〇〇〇年頃にはすでに自己病名は始まっていたようである（浦河べてるの家 2002: 105-9）。

自己病名は、「自分のいままでの生きた歴史と、これからの生き方に連なる大切なシンボル」としての意味をもつ。それは、「医師が診断した医学的事実やたんなる忌まわしい記憶としてではなく、一人の人間として懸命に生きてきた証」なのである。興味深いのは、そのような意味をもつ自己病名が、必ずしも医学的な診断名を排除していないことである。早坂潔の「精神バラバラ状態」（Ibid.: 108）や、秋山里子の「人間アレルギー症候群」（向谷地ほか 2006: 134-45）など、医学的な診断名を利用していないものもあるが、吉野雅子や清水里香の「統合失調症サトラレ型」（Ibid.: 162; べてるしあわせ研究所 2009: 60）、伊藤和之の「統合失調症全力疾走型」（べてるしあわせ研究所 2009: 130）、浅古朗の「統合失調症生活音引っ越しタイプ」（Ibid.: 111）など、医学的な診断名（特に統合失調症）に、実際に困っていることを端的に示すような言葉を合わせるものも多い（なお自己病名は固定的なものではなく、苦労のタイプが変わったり、当事者研究が進むことによって変更されていく）。

医学的診断名と自分の苦労のタイプを合わせた、いわばハイブリッド型の自己病名は、べてるの家の「構え」のようなものを示している。精神科における診断には特有の難しさがあるが、だからこそ、診断は医師が責任をもって下すべき専決事項となっている。自己病名は、そうした医師の権威への挑戦であり、専門家から苦労を取り戻すための重要な作業なのだと言える。

そうであれば、医学的な診断名を無視すればよさそうなものだが、べてるの家では、統合失調症のサブタイプをもじって、統合失調症○○型という自己病名が使われている。精神医学的診断名のこのようなパロディー的な利用の仕方を、「半精神医学（quasi-psychiatry）」と呼ぶことにしよう。これは、一九六〇年代に展開された「反精神医学（anti-psychiatry）」と呼ばれる運動をもじったものである。[7]

「反精神医学」はイギリスのデヴィッド・クーパーらによって展開された、患者の「解放」を目指した運動であった。[8]クーパーは、統合失調症の症状とされるものは、実存することが不可能な状況から脱出するための対抗暴力にほかならず、このような対抗暴力は家族によって、「病気」としてねつ造されるのだと主張する（Cooper［1967］2007: 24; 邦訳 43）。患者とは、家族と社会の必要によって「患者にさせられた者」なのであり、精神医学はそうした要請に応える一種の暴力装置なのである。クーパーは、このような精神医学の「暴力」に対抗して、患者を「社会的無効化」から救い出し、患者の「精神病的行為」を内面から了解可能なものとして捉え直そうとする。

このような視点からすれば、「妄想」とは、自己の志向性（＝意図）を否定され、単なる「現象」とされてしまった患者が、自己と他者との間で起こる事象を了解可能なものにする唯一の方法であり、ある種の「人間の現実」を構成するものなのである（Ibid.: 22-23）。

向谷地もまた、妄想や幻覚を人間の現実として捉えようとする。「幻覚症状だからといっても、当事者にはそれは極めて生々しい現実である。だから、浦河では幻聴の「幻」を〝まぼろし〟ではなく現実の「現」を用いて〝現聴〟という理解をする」（向谷地 2008: 49）。他方でまた、この引用文でも示されているように、向谷地は、それが「幻覚」であることを否定するわけではなく、また、当事者の捉え方を無条件に承認するわけではない。

べてるの家における自己病名は、専門家の知を否定するのでもなく、またそのまま受け入れるのでもない。自己病名は「病気」であることを認めつつも、診断名だけでは捉えきれない当事者個々人の多様な苦労を表現している。それはまさに、反精神医学ならぬ半精神医学とでもいうべき実践を象徴するものだろう。このような実践は、当事者が「語りを取り戻す」ための有効な手立てとなっている。

専門的な知は、その性質上、体系的で網羅的なものである。専門知は事象をあらゆる方面から分析し、事象がその網の目から逃れることがないような体系的な知を作り上げる。当事者研究の自己病名は、そうした知と全面的に対立する対抗知を作り出すのではなく、使えるところは取り入れながら、専門知によってはカバーすることができない要素をつけ加えながら自己病名を作り上げていくことによって、診断名の意味をずらしていくのである。

中西と上野は、「ニーズを持ったとき、人は誰でも当事者になる」と述べていた。これをもじって言えば、「弱さや苦悩を持ったとき、人は誰でも当事者になる」と言えるだろう。弱さや苦悩をもたない人はいないのだから、誰もがすでに当事者であるということになる。そのような意味での当事者が、弱さや苦悩について語る場を求め、問題を何らかの形で継続的に仲間と共に考え続け、一定の答えを得ようとするとき、そこにはすでに当事者研究が成り立っている。

その意味で、当事者研究は、誰でも、どこでも始めることができる。それは研究の成果を発表する場さえ仲間と共に作ることができればたとえ一人であっても可能である。当事者研究は非常にシンプルな営みであり、当事者研究のニーズがありさえすれば、どこでも立ち上げることができるものなのである。

そのことはもちろん、当事者研究に接した人のすべてが当事者研究を立ち上げるようになるということを意味していない。多くの場合、実際に当事者研究を立ち上げ、参加することを必要とする人たちは、語りを取り戻すことを切実に求める、精神障害やその他の障害を抱えた人たち、社会に参加する術を奪われた人たちであろう。しかしそれでもやはり、当事者研究は、原理的には、それを必要とするすべての人に対して開かれているものであることを確認しておきたい。

6　当事者研究の展開

べてるの家の当事者研究は、二〇〇一年の開始後、急速な広がりをみせていった。その背景には、当事者研究が始まる直前の二〇〇〇年頃からテレビの全国放送でべてるの家の様子が生中継されるなど、べてるの家の存在が全国的に知られるようになっていったことがあるのだろう。当事者研究は、べてるの家の活動を象徴するものとして広く知られるようになるとともに、全国に当事者研究が広まっていった。二〇〇四年には、（べてるの家が毎年開催している）べてる祭りにあわせて当事者研究全国交流集会が開催され、二〇一二年に福島で開催されて以降、隔年で浦河と他の地域で開催されるようになった。また二〇〇八年頃から韓国で当事者研究が開始され（金 2013）、『べてるの家の「非」援助論』が翻訳されるなどしてきた（べてるしあわせ研究所 2011: 3）。

べてる以外で行われている当事者研究は、基本的にはべてる方式（SSTの型を取り入れ、支援者もしくは当事者がファシリテーターとして入り、当事者の発表と他のメンバーを交えた議論によって進められていくやり方）の当事者研究であるが、べてるから大きく影響を受けながらも、べてる方式とは異なったやり方で行われる当事者研究も展開されつつある。中でも二〇〇八年に出版された綾屋《あやや》紗月と熊谷《くまがや》晋一郎の共著『発達障害当事者研究』は当事者研究の新たな展開の可能性を切り開くものとなった。

『発達障害当事者研究』

『発達障害当事者研究』は、アスペルガー症候群当事者の綾屋が脳性麻痺当事者で小児科医の熊谷との対話を通じて文章を練り上げていくことによって作られた本である。この本の執筆の動機とねらいについて、綾屋は「はじめに」で次のように述べている。

長年〝アイデンティティ探し〟を続けてきた私は、自分がアスペルガー症候群に当てはまると知ったとき、他の自閉圏の人々と同様、「やっと答えを見つけた」と思った。／しかし、そのすぐ後から、表面に出てくる症状としてはたしかにこれに当てはまるものの、なぜそのような症状が出現するかという諸説に対しては、はっきりとした違和感を覚えた。……そのような〔コミュニケーション障害を第一義的な原因としてとらえる〕従来の研究とは別の切り口から私は自閉の概念をとらえなおしたい。コミュニケーション障害をはじめから仮定するのではなく、まず私自身の体験を可能な限り詳細に記述する。／その際、体験の記述にとどまらず、自閉とは何かという問いに、オリジナルな説を与えることも意図している。その説とは、私たち自閉圏の人間は、「意味や行動のまとめあげがゆっくり」なのだとするものだ。本著では、この仮説にもとづいて、私の体験と一致するかどうかを照らし合わせていく。……従来の自閉症概念に合うように私の体験を編集しなおすことなく、発達障害という大きい枠の中で自由に語ることから始め、その自由な《私語り》を起点に、従来の自閉症概念をずらしていくのが、この本の目的である。（綾屋・熊谷 2008: 3-4）

綾屋にとってアスペルガー症候群というラベルがアイデンティティの獲得にとって重要な役割を果たしたことをまず確認しておこう。他方でまた、コミュニケーション障害を原因〔「中核的な障害」〕と捉える従来の自閉症の捉え方に違和感をもち、独自の仮説を提示して検証していくことを綾屋たちが目指していることにも注目しよう。このような目標は、べてるにおける実践に含まれながらも必ずしも強調されていなかった当事者研究の可能性を示している。

障害当事者の語りは従来から、障害をもつ人の体験の記述として重要視されてきた。それは、障害をもつ人の行動の観察からはうかがい知ることのできない当事者の内面的世界をあらわにするものとして捉えられてきたのである(9)。しかし、当事者の語りを解釈し、理論化するのはもっぱら専門家の役割であった。これに対して『発達障害当事者研究』は、当事者の視点から、障害の理論的把握を試みようとしたものなのである(10)。

体験を共有しない者に語る

『発達障害当事者研究』が明確化したもう一つの点は、自己を再発見していく当事者研究の営みが、健常者を含めた他者との対話に開かれたものであるという点である。

当事者研究が自己を再発見していく営みであることは、べてるの家の当事者研究においても示されていたポイントである。当事者研究とは、当事者が人とのつながりの中で、苦労を取り戻し、言葉を取り戻し、自らの歴史性を取り戻していく作業であった。また、べてるの当事者研究の理念「自分自身で、共に」の「共に」には、当事者の仲間と共に、というだけでなく、専門家と共に、という意味が込められている(向谷地 2009a: 101)。しかしこの場合の専門家の立ち位置は、あくまでも、当事者の主観的現実に寄り添う、ということにある。

これに対して、『発達障害当事者研究』で示された手法は、当事者の視点から「普通の人（健常者）」の体験を分析し、健常者の体験との比較において、当事者の体験を記述するというものである。たとえば、綾屋は「おなかがすいた」という感覚が分かりにくいと言う。健常者にとって空腹感は独特の自明のものであり、それを説明する必要性を感じない。この感覚が分かりづらいとは一体どういうことなのだろうか？　しかし綾屋の視点からすればこの問いは逆転することになる――健常者は、一体どうやって空腹感を得ているのだろうか？

健常者が容易に獲得する「おなかがすいた」という感覚を自分がつかみにくい原因を、綾屋は次のように説明する。

> 私はまず、「おなかがすいた」という感覚（以下、身体感覚）がわかりにくい。なぜなら、身体が私に訴える感覚は当然、このほかにもつねにたくさんあるわけで、「正座のしすぎで足がしびれている」「さっき蚊に刺された場所がかゆい」「鼻水がとまらない」など空腹感とは関係のないあまたの身体感覚も、私には等価に届けられているからである。（綾屋・熊谷 2008: 15）

> たくさんの身体感覚を次々に拾う私は、どうやら／「大量の身体感覚を絞り込み、あるひとつの〈身体の自己紹介〉をまとめあげるまで」の作業が、人よりゆっくりである／といえる。（Ibid.: 23）

もし空腹感の分かりにくさが、身体感覚の絞り込みのスピードが遅いことに原因があるのだとすれば、逆に健常者にとっての空腹感の分かりやすさは、そのスピードの速さに支えられているということになるだろう。

一般的にはおそらく、数多くの身体感覚をすぐに絞り込み、「おなかがすいている」というひとつの自己紹介としてパッとまとめあげ身体内部の情報の数を減らすため、身体外部の情報とのすりあわせが容易になっていると考えられる。しかし私には、人びとがこんなにたくさんあるはずの身体感覚を容易に絞り込み、ひとつにまとめあげていることのほうが不思議に思われる。人びとの「おなかがすいた」へのまとめあげは、たしかにスピードは速いが、実はとても大雑把で……うっかりしていることの裏返しではないだろうか。(Ibid.: 29)

綾屋のこの分析は、当事者研究が健常者研究でもあることを思い知らせるものである。当事者が抱える困難は、健常者がなぜそこに困難を感じないのかを分析することによって、初めて語りうるものとなる。逆に言えば、健常者に理解可能な言葉で語り、健常者を当事者研究の対話相手として引き込むところに、当事者研究が成り立つ基盤があると言えるだろう。

空腹感が分からない、と言われたとき、健常者は途方に暮れるしかない。しかし、身体感覚の絞り込みが難しいと言われれば、理解の手掛かりが得られるような気がする。空腹感は、はっきりとした押しつけがましいものであるが、他の身体感覚に紛れてしまうという経験がないわけではない。振り返ってみれば、むしろそれは日常的に常に経験していることでもある。ただ健常者の場合、空腹感が立ち現れたときには、それがあまりにはっきりしたものであるために、立ち現れる直前までその感覚が他の身体感覚に紛れていたことを意識することが稀なのである。

綾屋の分析は、健常者の空腹感の背後にあるダイナミズムに気づかせてくれると同時に、この感覚が分かりづらいという、当初理解することが難しいように思われた綾屋の体験が、われわれの体験と地続きのものであることをも明らかにするのである。

このことを熊谷は『リハビリの夜』で次のように表現している。

> 「脳性まひ」だとか「障害」という言葉を使った説明は、なんだかわかったような気にさせる力を持っているが、体験としての内実が伝わっているわけではない。もっと、私が体験していることをありありと再現してくれるような、そして読者がそれを読んだときに、うっすらとでも転倒する私を追体験してもらえるような、そんな説明が欲しいのだ。つまり、あなたを道連れに転倒したいのである。（熊谷 2009: 22）

当事者研究は、当事者が、自らの体験や困難、問題を、それらを共有する仲間と共に研究する営みであると同時に、それらを共有しない人に対して語り出すという営みでもある。当事者の側は、自らの体験を可能な限り細部へと分節し、読者に理解可能な、共有可能な言葉で語ることによって、読者の体験に歩み寄る。読者の側は、自らの体験を可能な限り細部へと分節し、自らの体験のリソースの中から、当事者の体験の細部と照合可能なものを見つけ出すという努力を求められる。当事者研究という営みは、体験をもつものともたないものとの相互の歩み寄りを前提にしているものであることを、綾屋と熊谷は示しているのである。

健常者の視点による障害研究、特に精神障害の研究は、「逸脱の矯正」という目標のほかに、〈逸脱〉を手掛かりにした〈正常〉の理解という側面ももっている。人格の同一性や合理性、社会的認識がどのようにして成り立っているのかを理解するために、それらに関する障害をもつ人々を研究対象とするのである。つまり、こうした研究においては、自分たちを理解するために、異他的なものを研究するという動機が潜んでいるのである。

もしそうならば、逆に、障害をもつ人たちが、異他的なものとしての健常者を研究することによって、自分たちを理解するというアプローチもあってしかるべきなのではないか。『発達障害当事者研究』は、このような、健常者研究を通した自己理解というアプローチの可能性が当事者研究のうちにあることを示したものなのである。

自助グループでの当事者研究――ダルク女性ハウス

当事者研究の重要な展開として、ダルク女性ハウスの活動について触れておきたい。ダルク（DARC：Drug Addiction Rehabilitation Center）とは、薬物・アルコール依存症患者の自助グループであり、日本では一九八五年に東京の日暮里《にっぽり》に設立され、各地に広まっていったものである（市川 2010）。ダルク女性ハウスは一九九一年に東京の田端《たばた》に設立された女性の依存症者のためのサポート施設である。共同生活を送りながら回復を目指す「グループホーム」と通所しながらプログラムに参加する「デイケアセンター」があり、当事者が体験を語り、聞くことによって経験を分かち合うミーティングがプログラムの中心になっている（上岡・大島 2010: 12）。

ダルク女性ハウスのミーティングでは、「言いっぱなし聞きっぱなし」のルールが採用されている。聞いているメンバーが話しているメンバーの顔をみたり、あいづちを打ったりすることもない。「やりとりがあるのは、自分が話す前に「〇〇です」と自分のニックネームを言うと「〇〇〜」という儀礼的なかけ声がその場にいる全員から返ってくることと、話し終わった後に司会者が「ありがとうございました」ということだけだ」（綾屋・熊谷 2010: 138）。

綾屋はこうしたミーティングを「抑圧されずに一次データを語れる場」を確保するものとして特徴づけている。第2節で述べたように、匿名性や「言いっぱなし聞きっぱなし」、外部への持ち出し禁止というルールは、当事者が安心して自分の体験や思いを話す場を確保するためのものなのである。

浦河では、スキゾフレニクス・アノニマス（SA）は当事者研究と明確に分けられていた[11]。しかし、ダルク女性ハウスでは、アノニマスな（匿名的な）活動の中に、当事者研究が取り入れられている。上岡陽江《かみおかはるえ》と大嶋栄子による『その後の不自由』の中の章の一つ、「生理のあるカラダとつきあう術」は、当事者研究の成果を発表したものであり、ダルク女性ハウスにおける当事者研究の進め方のその一端をうかがわせるものである。

この当事者研究の目的は、「生理前の気分の変化」を把握することで、「自分自身とつきあっていく方法」を見出すことにある。生理に関連する身体の変化は、薬物の再使用の引き金になりうるものであり、「生理とのつきあい方を学ぶことは、クリーン（薬物を使用していない状態）でいるために切実に必要なことのひとつ」なのだという。この当事者研究は、当事者四人による運営会議とミーティング、ダルク女性ハウス経験者への事前アンケートなどを組み合わせて進められていった。

この当事者研究に特徴的なのは、「ミーティングの安全」を確保する工夫がなされたことである。たとえば、「深く話しすぎて具合が悪くなる」ことを避けるために、参加者は、過去のことを話しながらも、「今の気持ち」「今の身体の感じ」に注目するようにする。ミーティングの中で気持ちや身体感覚が過去に引き戻された場合でも、今どこが痛いのか、どこが気持ち悪いのかを話すことで、現在の自分に戻ることができるのだという。

ダルク女性ハウスでの実践は、自助グループの活動の中での当事者研究の可能性を示すものだろう。一つのテーマについて発表者と参加者が議論する当事者研究は、「言いっぱなし聞きっぱなし」の原則を外すことになるが、ダルク女性ハウスの実践は、その原則を外してでも当事者研究を導入することの意義を示している。

運動から研究へ――『つながりの作法』

当事者研究の展開に関しては、さらに、綾屋と熊谷の『つながりの作法――同じでもなく違うでもなく』（2010）の出版も重要な出来事として位置づけることができるだろう。この本は、べてるの家やダルク女性ハウス、そして綾屋と熊谷自身の当事者研究の実践を踏まえながら、当事者研究の意義を「つながりの作法」という視点から捉え直そうとしたものであった。

そこで示された重要な論点としては、マイノリティがつながりを得ていく過程を、（1）マイノリティの意識をもたず、社会に過剰適応していこうとする時期、（2）仲間と出会い連帯する時期、（3）多様性を認めながら連帯する時期に分け、（3）の時期の具体的なあり方として、当事者研究を解釈していこうとした点、また、「治療の論理」でもなく「（当事者）運動の論理」でもない、「研究の論理」の導入という観点から当事者研究の特徴を際立たせようとした点が挙げられる。また、当事者研究の内部に、権力構造が生じる可能性があること、そうした権力構造の生成を防ぐ方法について検討している点も重要である。

アカデミズムとの協働

当事者研究は、現在では精神医学や他の分野の中にも取り入れられつつある。べてるの家のある浦河では、二〇一〇年に日本精神障害者リハビリテーション学会の大会が開催され、浦河赤十字病院精神神経科部長（当時）の川村敏明が大会長を務めている。また二〇一三年には、日本統合失調症学会が開催され、同じく川村が副大会長を務めた。また、二〇一五年四月には、東京大学先端科学技術研究センターのバリアフリー領域に熊谷が担当する当事者研究分野（熊谷研究室）が設置され、当事者研究を専門に研究する研究室が誕生している。それに先立つ二〇一二年から、熊谷を代表として、国の支援を受けた大型の研究費による研究が進められ、当事者研究のやり方をテーマとした臨床研究などが進められてきた。熊谷研究室ではまた認知科学やロボット工学、発達科学、言語処理など、多様な分野との共同研究が進められ、当事者研究の様々な可能性が探られている(12)。

7　当事者研究の意義

最後に、これまで述べてきたことを踏まえながら、当事者研究の意義をまとめることにしたい。当事者研究の意義は、「当事者にとっての意義」と「研究にとっての意義」の二つに大きく分けることができるだろう。

当事者にとっての意義

（1）　問題の棚上げ機能

当事者研究は、「研究」という形をとることによって、自分の問題に向き合うと同時に、問題を「棚上げ」することが可能になる。「仕事」には終わりがあるが「研究」には終わりがない。問題が残る限り、研究は続く。研究という態度は問題を切り離してそれに向き合うことを可能にする。解決が難しい問題を抱えている人にとって、当事者研究は特に有効であろう。

(2) 語りの回復

当事者研究は、「研究」という形をとることによって、自分を語ることのリスクを軽減し、治療の空間の外で自分を語ることが難しかった当事者に、語りを取り戻させる。

(3) 自己の再定義

当事者研究は、自己病名などによって自分が抱える問題を捉え直し、自分の歴史を取り戻すことによって、自己を再定義するという機能をもつ。

(4) コミュニティの形成

研究は一般的に、各自の責任においてなされる営みであると同時に、研究コミュニティを必要とする。研究者は、研究コミュニティでの発表や討論を通じて、自分の考えの位置づけを行っていく。研究のこうした側面は、当事者研究においては、「語り」の場を確保し、仲間との「つながり」を強化するものとして機能する。

研究にとっての意義

(1) 当事者研究という場の特異性

精神障害を対象とした従来の研究にとって、障害当事者はたいてい、社会から切り離された、孤立した存在であった。当事者研究は、障害当事者が継続的に、研究という共同作業を続けながら、社会に対して発信していくという、これまでなかったタイプの当事者の活動を作り出す。このような活動において当事者がどのように変わり、どのような能力を発揮するのかが、障害研究にとって重要なテーマとなる。

(2) 当事者研究の成果の利用

当事者研究は、当事者が被験者や自己の経験に関する単なる情報提供者としての立場を超えて、自己の体験や問題について共同で研究していく作業である。そのような共同作業から、障害者の体験に関する新たな捉え方が生まれてくる可能性がある。このような当事者研究の成果は、障害研究に対し、新たな視点と課題を与えるものとなる。

当事者研究は開かれている

最後に本章の内容をまとめつつ、当事者研究がもつ意味について述べておくことにしたい。当事者研究とは、障害や問題を抱える当事者自身が、自らの問題に向き合い、仲間と共に、「研究」することを指すものである。当事者研究は、自らの病気や症状、問題について語りあう場を作り出すことによって、自分の問題に言葉を与え、自己を再定義し、人とのつながりを回復するという機能をもつものである。このような機能は当事者研究が「治療」とは異なった文脈に置かれていることによって可能となっているものであるが、その成果は障害を対象とする専門的な研究や治療にとっても有意義な知見と新たな課題を提供するものであろう。

なお当事者研究は精神障害をもつ当事者たちの間で始まったものだが、特定の障害に限られるものではないし、当事者研究の実践は、障害をもつ人のみに開かれているものでもない。誰かが「研究」的な態度で自らの苦悩や問題に向き合うとき、そこではすでに当事者研究が始まっている。苦悩に向き合う誰もが当事者なのであり、当事者研究の実践は、原理的には、それを必要とするすべての人に対して開かれている。

終　章　精神障害と精神医学の行方

本書で「精神障害」と訳してきた英語 mental disorder は、「精神的な不調」とも訳せるものである。この「精神的な不調」を存在論的・認識論的に考えた場合、二通りの見方が可能である。一つの見方は、「精神的な不調」は、脳を含む身体的な不具合に随伴するものであり、その症状に過ぎないというものである。もう一つの見方は、「精神的な不調」は、身体的な不具合には還元できず、独自の存在論的・認識論的な地位をもつものである、という見方である。前者のように、「精神的な不調」は身体的な不具合の症状に過ぎないと考えるならば、精神医学は存立基盤を失う。精神医学は mental disorder を固有の対象領域とするものであるが、そのように考えるならば、mental disorder は、他の疾病に関連づけられるものであることになるからである。疾病の原因が明らかになっている場合には、mental disorder は、疾病の症状として位置づけられることになるし、疾病の原因が解明されていない場合には、mental disorder は、他の身体的な症状とひとまとめにされて、「シンドローム（症候群）」として、いまだ特定されていない未知の疾病を構成するものとして位置づけられることになる。

一九世紀末から二〇世紀初めにかけて、最も重要な精神障害の一つであった「進行性麻痺」はその典型的な例であったと言える。身体的機能や知的機能が侵されていく進行性麻痺は、梅毒が原因であることが一九世紀末に解明されていったが、クレペリンは、進行性麻痺を精神障害のモデルケースとして考えていた。第2章第8節で述べたように、進行性麻痺をモデルとした精神障害概念をクレペリンは作り出したのである。しかしこの成功例は、その後の歴史の中で、精神障害のカテゴリーからは除外され、感染症のカテゴリーに分類されることになる。感染症が原因であることがはっきりしたのであれば、進行性麻痺は感染症の症状として位置づけられるべきであって、独自の精神障害として扱われる必要はない。もし他の精神障害が進行性麻痺と同じように、その原因が解明されていけば、順次精神障害のカテゴリーから除外され、精神医学はその固有の対象を失い、消滅することになるだろう。

しかし、進行性麻痺以降、精神障害のカテゴリーから除外された障害はほとんどない。進行性麻痺以外では、DSM-IVから広汎性発達障害群に登場し、DSM-5で削除されたレット症候群（レット障害）くらいである[1]。精神障害の数は二〇世紀以降、減るどころか大幅に増加している。このことはどのように理解すればいいのだろうか？

そもそも障害（疾患）の研究一般において、原因の解明が重視されるのはなぜだろうか？　それは、原因が解明されることによって、治療法や転帰、ケアの仕方など、様々な問題への回答が見つかると期待するからではないだろうか？　第2章第1節で確認したように、一八世紀のシデナムは、原因を特定しなくても、疾病の分類は可能であり、正確な分類を行うことによって適切な治療ができると考えていたが、一九世紀の前半には器官の機能不全に疾病の原因を求めるブルセらの器官－機能主義的な疾病概念が現れ、一九世紀後半以降には、病原体理論が確立し、結核やコレラなど、人類を脅かしてきた疾病の多くが病原体によるものであることが明らかにされてきた。原因を解明することこそが医学研究の最も重要な課題とみなされるようになってきたのである。

しかしここで、ブルセらの器官－機能主義的な疾病概念と病原体理論における「原因」の捉え方にずれがあることに注意する必要がある。器官－機能主義は、器官の正常な機能からの逸脱を疾病の原因と考えていた。その意味での原因は、個体内の器官の解剖学的変異や生理学的（病理学的）なプロセスであり、疾病の発現と共時的なプロセスとなっている。一方で、病原体理論における「原因」は、病原体への感染である。個体にとって外的なものによって生じる、時間点がはっきりとした事象が原因であり、その治療法の基本はその原因の排除である。もちろん器官－機能主義の疾病概念においても、器官の機能不全の発生から疾病の発現までタイムラグが生じることは想定されているが、それは「閾値」の問題であり、機能不全は継起的な因果関係という意味での原因ではなく、基底的なメカニズムという意味での原因なのである。(2)

精神障害は器官－機能主義的な疾病概念のモデルにも、病原体理論の疾病概念のモデルにも当てはまらない。精神障害の本体はあくまでも精神的な症状である。精神障害は、器官－機能主義的に捉えられた疾病とも、病原体理論によって捉えられた疾病とも異なった仕方で、その原因が探究されなければならない。しかし、神経科学的な研究は進展をみせているにもかかわらず、精神障害の原因の探究はなかなか進まない。そもそも精神障害の「原因」とは何かに関するコンセンサスがない状態で、原因を探究すること自体が極めて困難な企てであると言える。精神障害の「原因」の探究が進まないことを説明するモデルとしては、次のようなものが考えられるだろう。

（1）同一の症候群（精神障害）は、同一の原因によってもたらされ、同一の転帰を示し、同一の治療法によって治療できるはずであるが、現在の研究状況の遅れにより、症候群の分類が適切なものではなく、原因の探究が進んでいない。

（2）同一の症候群（精神障害）が、様々な単独の原因によってもたらされる。

（3）同一の症候群（精神障害）が、多様な要因の複雑な相互作用によってもたらされる。

（4）精神障害を症候群という単位でまとめることがそもそも不適切であり、精神障害は症状単位で捉えられるべきである。

（5）同一の症候群（精神障害）という考え方がそもそも不適切であり、それぞれの症候群は、非常に多様なものであって、カテゴリー化できるものではない。その場合、個々の精神障害をカテゴリー化することは不可能であり、精神障害は個別（個人）のレベルにまで解体されるということになる。

クレペリンおよびＤＳＭ‐ⅠからⅣまでは、（1）のモデルを採用していたということができるだろう。記述的なアプローチによる暫定的な障害分類を探究の足掛かりとしながら、原因を探究することによって、より適切な分類を作成し、そのより適切な分類がさらなる原因の探究に寄与するというのがクレペリンおよびDSM-I〜IVのプロジェクトであった。

しかしもし（1）のモデルが適切でないとしたら、そうしたプロジェクトは実現不可能なものであることになる。今日では（2）と（3）、とりわけ（3）の考え方が主流となっているのではないかと思う。生物・心理・社会モデルは、個々の精神障害が多様な要因によってもたらされていることを主張していたし、DSM-5は、精神障害のカテゴリーを保持しつつも、個々の精神障害が多様な要因によってもたらされていること、また同一のカテゴリーのうちにまとめられるものの中に、遺伝的素因や病因、メカニズムなどに関する異種性があることを認めている。

（4）のモデルは、第5章第7節で紹介したRDoCプロジェクトと親和性が高いモデルである。RDoCプロジェクトは、「統合失調症」や「双極性障害」といった、診断カテゴリーを基本に据えたDSM／ICDの分類体系の行き詰まりを乗り越えることを目的として構想されたプロジェクトである。診断カテゴリーを基本的な単位とするのではなく、精神および行動の機能を基本的な単位とし、また、正常な機能と機能不全との間の連続性を前提としたディメンジョナル・モデルを徹底することにRDoCの特徴がある。このプロジェクトではたとえば、「急性的な怖れ（恐怖）」、「潜在的な怖れ（不安）」、「視覚」、「聴覚」といった機能（＝「心理的構成概念」）を基本的な単位として、そうした機能を様々な分析ユニット――分子レベル、細胞レベル、神経回路レベル、「自己報告（主観的報告）」レベル——で研究していくことが考えられている。RDoCプロジェクトは統合失調症や双極性障害といった、障害の自然種（カテゴリー）があるということを前提にするのではなく、個々の機能とその障害という観点から精神障害を捉えようとするものである。

（5）のモデルに親和性が高いのは、イタリアのトリエステモデルとオープンダイアローグである。トリエステモデルとオープンダイアローグは診断を重視しないということに特徴がある。診断を重視しないということは、診断名が、治療方針などを決定する上で大きな役割を果たさないということである。特にオープンダイアローグでは、患者を中心とした治療ミーティングの中で、患者のニーズや状況に柔軟に対応、対話を繰り返しながら治療方針が決められていくことになる。

このように、精神医学はその成立以来、精神障害の正確な分類を目指して進んできたが、その理想は現在大きな転換点を迎えている。当面記述的なアプローチを採用しつつ、原因への探究へと進んでいくというクレペリン＝DSM-Ⅰ〜Ⅳのリサーチプログラムは行き詰まりをみせ、全く新たなプラットフォームを作る試みとしてRDoCプロジェクトが提案されるにいたっている。他方で、特に一九六〇年代頃から現在にいたるまで、精神障害の定義にとっての当事者の感じ方や行動が重要な意味をもつことが次第に認められるようになってきた。米国におけるサービスユーザープロバイダーの試みにおいては、サービスユーザー（の経験者）である当事者がサービス提供者の立場に立ち、リカバリー思想においては、リカバリーの定義権が当事者にあることを明確に主張されている。グーリシャンとアンダーソンのコラボレイティヴ・アプローチにおいては、当事者が問題と感じることがセラピーの出発点に据えられ、専門家は「無知の姿勢」（Anderson & Goolishian 1992）をとることが求められている。そして当事者研究においては、当事者が研究的態度で自らの問題に向き合うことが、重要な意味をもつだけでなく、精神障害の専門家による研究にとっても、有益なフィードバックを与えることが明らかになりつつある。

「統合失調症」や「双極性障害」、「自閉症」といった精神障害のカテゴリーは、将来的にわたって存続していくのだろうか。第5章第7節で確認したように、米国ＮＩＭＨのＲＤｏＣプロジェクトはこうしたカテゴリーを解体していくことを前提にした研究が進められている。しかし現時点ではこうした精神障害のカテゴリーが一定の臨床的・社会的な役割を果たしていることも事実である。こうしたカテゴリーは、当事者が医療サービスや福祉サービスを受けることを容易にしているし、当事者自身や周囲の人間が、当事者が直面する問題を理解しやすくするということもあるだろう。自閉症や発達障害の診断は、日本では特に二一世紀以降に急増し、その知識も広まってきたが、自閉症・発達障害がほとんど知られていなかった時代に比べて、当事者にとっての選択肢が増えてきたと言うこともできる。

他方でまた、精神障害のカテゴリーは、不必要・不適切な治療の要因となる可能性がある。誤診の場合はもちろんのこと、診断自体は適切であったとしても、当事者にとっては必ずしも適切ではない標準的な治療が施される危険性がある。また、医療従事者や関係者のステレオタイプ的な精神障害の理解や当事者の行動の予測が、当事者の行動や計画の実現を制限してしまう、スティグマ化の問題もある。

トリエステモデルとオープンダイアローグにおいては、診断は重視されないと述べたが、重視されないだけであり、診断が行われていないわけではない。そこでも障害カテゴリーに基づく診断は、社会的な要請という側面が強いにせよ、一定の役割を果たしている(3)。それが単に社会的な制度に合わせるための便宜的な役割なのか、それとも対話的なアプローチそのものにとって、なお診断が果たすべき役割があるのかどうかについては、さらなる検討が必要であろう。

いずれにせよ、研究者および医療従事者の側でも、また当事者の側でも、精神障害のカテゴリーが不確実性と異種性をはらんだものであることを踏まえつつ、その有用性を見極めていくという作業が、なおしばらくは続いていくことになる。当事者による運動や当事者研究の実践の成果は、当事者の経験や当事者が置かれた状況の理解に役立つだけでなく、精神障害の分類が有用であるのかどうか、どのような有用性があるのかを考えるうえでも重要なリソースとなっていくのではないだろうか。当事者によって作り出される知と精神医学・精神科医療の専門的な知の対話的なプロセスはまだ始まったばかりである。精神障害と精神医学の哲学にとって、この対話的なプロセスの構造と意義を明確化していくことが、今後の最も重要な課題となっていくだろう。

注

はじめに

（1） Mental disorder は「精神疾患」と訳される場合も多いが、本書では、「精神障害」と訳している。「疾患」という言葉を避けたのは、disease と明確に区別するためである。本書で詳しく述べたように、mental disorders という言葉は、disease と明確に区別される言葉として使用されてきたが、「疾患」は disease の訳語として使われることも多い。たとえば disease に「疾病」という訳語をあてることにすれば、disorder に「疾患」という訳語をあてることも可能であるが、illness も「疾患」と訳される。そこで、本書では、この三つを明確に区別するため、**disease = 疾病**、**disorder = 障害**、**illness = 疾患**、と訳し分けることとした（disease と disorder の区別が意識されるのであれば、disorder を「疾患」と訳すことも考えられる。Mental disorder を「精神疾患」と訳し慣れている方は、本書での「精神障害」は「精神疾患」と置き換えて読んで欲しい）。なお disorder を「障害」と訳すと disability との訳し分けの問題も生じるが、本書では、disability は「障碍《しょうがい》（ディスアビリティ）」等と表記することとした。

Mental disorder の訳については、現在混沌《こんとん》とした状況にある。ＷＨＯ（世界保健機構）による国際疾病分類の現行版ＩＣＤ－10（WHO 1992）の公的な訳では、disorder は「障害」と訳され、mental disorder は「精神障害」と訳されている（厚生労働省「疾病、傷害及び死因の統計分類」https://www.mhlw.go.jp/toukei/sippei/ 二〇一八年七月一〇日確認）。本書での訳はそれに従っていると言える。しかし、日本精神神経学会は、二〇一八年六月にＩＣＤの次のバージョンＩＣＤ－11の病名草案で、disorder に原則として「症」

という訳語をあてるという提案を行っている（日本精神神経学会「ＩＣＤ新病名案」二〇一八年六月一日）。ＩＣＤ‐11の訳語がどうなるかはなお流動的であるが、disorder の訳語として「症」が適切なものかどうかは別として、disorder の訳として「障害」が使われることは少なくなるかもしれない。なおアメリカ精神医学会のＤＳＭ‐５（APA 2013）の翻訳では、disorder の訳として「障害」という言葉が多く使われているが、本のタイトルの訳では、mental disorder は「精神疾患」と訳されている。

第1章

（1）体液説はヒポクラテス学派固有のものではなく、当時のギリシア医学の他学派においても受け入れられていた説であった。また四体液説を定着させたのは古代ローマのガレノスである（大槻 1988 参照）。

（2）マニアとメランコリアの関係を含めた古代ギリシアおよびヨーロッパ中世における狂気の歴史一般については、Ahonen（2014）および Laharie（1991）を参照。東洋および日本における狂気の歴史を扱ったものとしては小田（1990）、岡田（2002）などがある。

（3）ストア派における身体的な狂気と一般的な狂気の区別および以下で取り上げるアリストン、セネカ、キケロの立場についてはアホネン（Ahonen 2014: chap. 5）が詳しく論じている。なおティールマンはストア派における身体的な狂気と一般的な狂気の区別が、プラトンの『テイマイオス』（Plato 1902b: 86b1–2）における「マニア」と「無知」の区別に影響を受けている可能性を指摘している（Tieleman 2003: 188; Cf. Ahonen 2014: 104）。

（4）プラトンによれば、医者は「魂によって身体を治療する」のであり、身体によって身体を治療するわけではない（Plato 1902a: 408d10–e5; 邦訳 236）。したがって、身体の病を経験することは、身体の病について知る上で、医者にとって有益なものである。しかし、魂の状態が悪くなってしまうならば、医者は身体の治療を行うことができない。他方、魂の劣悪さに関しても、裁判官が「魂によって魂を支配する」(Ibid.: 409a1: 邦訳 236) ことが必要になるが、それは健全な魂が魂の劣悪さを免れている限りにおいてのみ可能である。治療する魂は、身体の治療においては、魂がそもそも身体と別の次元に置かれていることによって、その機能を果たすことが可能となっているが、魂の治療においては、魂が魂を治療することになり、劣悪な魂は魂を治療することができない、とプラトンは考えたのである。

(5) 二〇世紀の現象学的精神病理学もまた、精神障害を共通感覚の障害とみなした (Blankenburg 1969; 木村 [1976] 2006; [1989] 2007; Stanghellini 2004; Cf. 本林 2014)。

(6) 内部感覚を脳の空洞 (脳室) に局在させる考え方は二世紀に活躍したガレノスに由来する (小村 2016)。

(7) アレントは共通感覚の内部感覚化をデカルト的な理性によるものであり、近代に特徴的な出来事であると述べているが (Arendt 1958: §39)、上述のように、すでにイブン・シーナーにおいて明確な形で内部感覚化が行われている。デカルトの共通感覚に関する考え方は、少なくとも中世以来の伝統の上にたつものである。

(8) 詳しくは Lee (2013: Scene 2) などを参照。

(9) すでにストア派において、狂気はすべての人にとって一般的なものであるという考え方が示されている。この点については、第1節を参照。

(10) 「共通感覚 (common sense)」はその後一八世紀のいわゆるスコットランド常識学派によって重視され、一般化されることになる。スコットランド常識学派のカントへの影響については、Kuehn (1987) 参照。

(11) カントはこの表現をテラッソン僧院長に由来するものとしている (Kant [1764] 1977a: 899; 邦訳 402)。

(12)『判断力批判』(Kant [1790] 2001) では、他者の立場に身を置く能力と共通感覚が結びつけられて考えられている。中村 (2000 [1979]: 43-44) 参照。

(13) カントは「共通感覚」の明確な定義を与えていない。『人間学』では、「健全な悟性（良識）」、動物的な「生の統一」に必要なもの、自分の悟性を他人の悟性と照らし合わせる能力といった意味で使われている（§6, 51, 53）。

(14) 狂気の排除がカントや啓蒙思想全体にとって重要な意義をもっていたことは、ベーメ兄弟やカント研究者たちによって指摘されてきた (Böhme & Böhme [1983] 1985; Rauer 2007)。ラウアーは前批判期のカントのテクストを詳細に分析しながら、「非理性的なものとの対決」がカントの批判哲学の展開にとって重要な役割を果たしたことを指摘している (Rauer 2007)。ラウアーによれば、カントの理性批判と「狂気批判 (Wahnkritik)」は表裏の関係 (Spiegelverhältnis) にある。「この表裏の関係は、単に、心理学的な時期 (1763-66) に狂気批判を展開し、それを〔論理学への〕応用の時期 (1768-81) に理性批判へと移したというだけではない。この表裏の関係は、心理学的な時期も論理学的な時期も、非理性批判と理性批判の部分に分けられるということにも見られるのである」(Ibid.: 77)。さらにラウアーは、批判期全体において、狂気批判が重要な役割を果たしていたのだと主張する。『純粋理性批判』の超越論的演繹論が認識から狂気を排除するためのものであったのと同様に、『実践理性批判』の定言命法は、社会的・倫理的なものにおける狂気を世界から取り除くためのものなのである (Ibid.: 79)。

第2章

(1) たとえばウィルヒョウは、病気は「それ自体で存立するもの、自らに閉じたものではなく、自律的な有機体でもなく、身体の中に侵入した実体でもなく、身体に根を張る寄生物でもなく、ただ変化した条件のもとで生の現れを示すもの」であり、治癒とは、「生の正常な条件を維持したり、回復させることである」（Virchow 1847: 1）と述べている。病気とは、量的な変異であり、特殊な条件のもとでの「（それ自体は正常な）生の現れ」にほかならない（Virchow 1849: 27）。ウィルヒョウはまた、治療法の種的な特異性を否定する。病気が実体ではないとすれば、治療法も実体的なもの（Arznei-Entität）ではなく、個別の状況に応じたものでしかない。なおウィルヒョウは晩年に、自分の立場を「存在論者」だとしているが、病気の実体（Krankheitswesen）は、変異した身体の部位であり、変質した「細胞もしくは細胞の集積」（Taylor 1979: 12; Virchow 1895: 23）であるという主張なので、初期の立場と基本的には変わっていない。

（2）マラリア熱の治療にはキニーネが有効であることが古くから知られていたが、マラリアの原因としてマラリア原虫が発見されるのは一九世紀の終わりである（シャー 2015）。

（3）なおアッカークネヒトは、一五〇七年に出版されたベニヴィエーニ（Benivieni）の書物が、臨床的観察と解剖学的所見を結びつけようとした「最初の試みの一つ」であるとしている（Ackerknecht 1955: chap. 7）。

（4）Neuroses（neurosis）はカレンの造語とされている（Shorter 2005: 192–93; OED 2018）。Neurosis は「神経症」と訳され、統合失調症などを含む「精神病（psychosis）」と対比的に使われている。精神病のほうが生物学的な基盤が強いような印象があるが、歴史的には、psychosis は neurosis よりも後に出てきた言葉であり、neurosis よりも「精神」的な側面を強調する言葉として使われていた。現在では、neurosis と psychosis を対比的に捉えることは、根強く残っているものの、公的な文献では避けられる傾向にある（WHO 1992: 10）。

（5） 当時建設されていた「アサイラム」を精神病院（mental hospital）とみなすことができるのか、という問題があるが、ここでは両者を特に区別しないことにする。英国で一八世紀後半に建設されていた施設は、hospital for lunatics、lunatic hospital、asylum for lunatics、lunatic asylum 等という名前を付けられていたが、基本的には医療的な施設であった。（Smith 2007: chap. 2） 英国では一八〇八年の County Asylum Act に基づき多くのアサイラムが一九世紀に建設されていくが、一九二〇年代頃に「病院」もしくは「精神病院」と名前を変え、その多くは一九九〇年代から二〇〇〇年代に閉鎖されていった（Davis 2014）。

（6） ピネルはアーノルドについても、「スコラ的」と批判している。

（7） ソヴァージュは疾病分類を植物学者による分類と対比させている（Sauvages 1731; [1763] 1768）。

（8） ライルの死後に出版された本の中では、現代のドイツ語になっている Psychiatrie という言葉も使われている（Reil 1816: 4; Cf. Shorter 2005: 233）。

（9） 『オクスフォード英語辞典』によると、英語 psychiatry の初出は一八二八年で、「心の病の治療」というような意味で使われている（OED 2018）。

第3章

（1） 第2章で少し詳しく紹介したブルセは、骨相学の教科書を出版している（Broussais 1836）。

（2） 『イデーン』第2巻は、フッサールの遺稿を集めて一九五二年に出版されたものであり、複雑なテクストの成立史をもっているが、「局在化」の概念は、第2篇の「有心的自然の構成」の第2～4章「心的実在」の構成の議論で重要な役割を果たすことになる。第2篇のもとになった草稿は、一九一二年から一九一七年までに書かれたものである（榊原 2009: 215–16）。

（3）ただしヤスパースはこの四つのアプローチを整理して提示しているわけではない。

（4）この問題をヤスパースは意識していなかったわけではなく、むしろ「了解」の及ぶ範囲をいかにして拡大するのかが課題として意識されていた（Jaspers［1913］2009: 152; 邦訳：188）。しかし結局のところ、統合失調症などは（静的にも発生的にも）了解不可能なものとして捉えられており（Ibid.: 89-93; 邦訳 116-20）、真に病的な現象は、了解が及ぶ範囲外に位置づけられている。

（5）ヒーリーはヤンツァーリクの講演に関連して、当時のドイツ精神医学の雰囲気として、治療の探究は経験的なもので科学的なものではない、という考え方があったことを指摘している（ヒーリー［1997］2004: 56）。

第4章

（1）白痴（白癡《はくち》）は、九〇〇年頃の菅家文草《かんけぶんそう》に用例があり、癲狂は七〇二年の正倉院文書に用例がある（『日本国語大辞典』第二版、小学館［ジャパンナレッジ収録版］による）。なお白痴は、一九四八年制定の優生保護法では、「痴愚」、「魯鈍《ろどん》」とともに「遺伝性精神薄弱」とされ、その中で最も重度のものとされた。「白痴」は一九八二年制定の「重度の障害に関する用語の整理に関する法律」で「重度の精神薄弱者」に置き換えられている。また、「精神薄弱」は、一九九八年制定の「精神薄弱の用語の整理のための関係法律の一部を改正する法律」で「知的障害」に置き換えられた（衆議院立法情報による。http://www.shugiin.go.jp/internet/index.nsf/html/rippo_top.htm）。

（2）Dementia の訳語の「認知症」も似たような事情を抱えている。Dementia はかつて「痴呆」といういかにも差別的な言葉に訳されていたが、現在では「認知症」と訳されている。ＤＳＭ-５では、dementia

の使用が避けられ、major neurocognitive disorder という用語が採用されたが、DSM‐5の日本語版では苦肉の策で「認知症」（DSM‐5）と訳されている。なおDSM‐5の日本語版では、「統合失調症」および「認知症」のほかに、「神経発達症群」、「自閉スペクトラム症」、「不安症群」、「強迫症」、「解離症群」など、「症」がつく疾患名が多く導入された。これらの○○症の原語にはすべて disorder(s) という語があり、「症」は disorder の訳語となっている。他方で、「統合失調症スペクトラム障害」のように、disorder を「障害」と訳しているものも多い。

（3）従来アスペルガーの症例報告はカナーの症例報告より遅かったとされてきたが（Shorter 2005: 35）、近年では、アスペルガーの論文の方が早かったことが知られている、また、カナーはアスペルガーの論文を知っていたのではないかという推測もなされている（石川 2007; Feinstein 2010）。

第5章

（1）ICD‐11は二〇一九年五月の世界保健総会（WHA）で承認される予定となっている。

（2）DSMは第2版以降はDSM‐II、DSM‐III、DSM‐III‐R、DSM‐IV、DSM‐IV‐TRという略称が正式につけられている。第5版は当初DSM‐Vと表記されていたが、DSM‐5が正式な略称となった。

（3）本章では、disorder を障害、illness を疾患、disturbance を障がいと訳す。

（4）ブリッジマンの操作主義については、Okamoto（2004）、岡本（2014）第16章参照。一九三〇年代には、スティーヴンスなどによって、心理学の分野への操作主義の導入が試みられている（Okamoto 2004: chap. 5; 中村 1948）。アーロン・ベックと並んで認知行動療法の基礎を築いたとされるアルバート・エリスは、一九五六年に「精神分析のいくつかの基本原則の操作主義的な改良」という論文（Ellis 1956）を発表している。この論文は一九五四年にミネソタ大学で開催された会議「精神分析と科学哲学」での発表原稿をもとにしたものである。

（5）ＤＳＭ‐Ⅲ／Ⅳの体系では、多軸評価が採用されていた。ＤＳＭ‐Ⅳでは、Ⅰ軸は統合失調症などの「臨床的障害」および「臨床的注意の対象となりうる他の状態」であり、Ⅱ軸に「パーソナリティ障害」と「精神遅滞」が割り当てられている。ＤＳＭ‐５では、多軸評価システムは放棄され、Ⅱ軸に配置されていた人格障害と精神遅滞（ＤＳＭ‐５では「知的障害」）は Section Ⅱ「診断基準とコード」に統合された。

（6）実際の基準では、妄想や幻聴の内容に関して比較的詳しく記述され、前駆期なども定義されている。なおこの「統合失調性障害」の基準から、ＤＳＭ‐５の「統合失調症」の基準は、若干の違いはあるものの、基本的な考え方は変わっていない。

（7）北村（2013）によると、Guze はグゼと発音する。

（8）ただし当初ミアスマ説（「瘴気《しょうき》（毒気）」が病気の原因であると考える説）の立場にたち、病原体理論をなかなか受け入れなかったウィルヒョウは「原因」の探究を嫌っていた（Ackerknecht 1953）。

（9）ただし、コンプトンとグゼは、医学モデルを（精神力動的モデル以外の）他のモデルと対立的に捉えているわけではない。

（10）なおガミーは、ＤＳＭの disorder という語を disease に置き換えることを提案している（Ghaemi 2012: 51）。

（11）フランシスのこの発言は、ＤＳＭ‐５の改訂作業に対する批判が込められている。ファーストもまた、ＤＳＭ‐５のレビュープロセスがＤＳＭ‐Ⅳに比べても厳密さ・包括さに欠けることを認めている（First

2010: 697)。

(12) ディメンジョナル・モデルの導入の背景については、黒木（2014）が詳しく論じている。

(13) Andrew et al.（2009）では、五つの大きなクラスター「神経認知クラスター」、「神経発達クラスター」、「精神病クラスター」、「感情（emotional）クラスター」、「外在化クラスター」に分ける案が提案されているが、この5クラスターモデルは、松本ほか（2012: 530）によると、反対が多く実現しなかったとのことである。二〇一一年五月のAPA会長の記事（Berstein 2011）では、「メタ構造」はDSM-5の目次に反映されるとされていた。実際、DSM-5の章立ては、多少こうしたクラスター分けを意識したものとなっている。なおDSM-5の章の再編において参照された11の「科学的な妥当性評価項目（scientific varidators）」として、共有された神経基盤、家族特性、遺伝的リスク要因、特定の環境リスク要因、バイオマーカー、病的気質、情動・認知の処理における異常、症状の類似性、疾患の経過、高い併存率、共有された治療反応が挙げられている（APA 2013: 12）。

(14) 統合失調症と双極性障害は伝統的に二大精神病として区別されてきたが、近年、分子遺伝学的には、両者が近接していることが示されている（松本ほか 2012: 530）。

(15) ここでの「現象学」は記述的アプローチとほぼ同義である。

(16) もっともクレペリンは、一見同一にみえる症状の微妙な差異が疾患過程の特異性と関連しているとも考えている。（Kraepelin 1910: 11; 邦訳 11)。

(17) 二〇一七年には分析ユニットから「遺伝子」が削除された。遺伝子を分析ユニットに含めるには単なる「候補遺伝子」的なアプローチではなく、ゲノムワイド関連解析に基づくより強いエビデンスが必要であるとされている（https://www.nimh.nih.gov/research-priorities/rdoc/update-on-genes-in-the-rdoc-matrix.shtml）。

（18） ここで「精神病」という言葉が使われているのは興味深い。「精神病（psychosis）」は漠然と現実検討能力が損なわれる状態を指し、「神経症（neurosis）」と対比的に使用されてきた（本書第2章注6）。ＤＳＭ-IIでは、「精神病性障害群」という言葉は幅広く、統合失調症や双極性障害だけでなく、認知症などの器質的な脳の障害に関連するものも指すものとして使われていたが、ＤＳＭ-IIIでは、統合失調症と双極性障害がはっきりと分けられるとともに、psychosis という言葉は障害名としてはほとんど使われてなくなっていく。（ＤＳＭ-IIでは、alcoholic psychosis（アルコール依存症精神病）、psychosis with epilepsy（癲癇を伴う精神病）、といったように、多数の障害名の中に「精神病」という言葉が使われていたが、ＤＳＭ-IIIでは、brief reactive psychosis、atypical psychosis の二つだけとなり、ＤＳＭ-IVでは、障害名からは消えている。Psychosis がＤＳＭ-III以降あまり使われなくなるのは、様々な障害に広くみられる特徴としての「精神病」を、障害名に使うことが避けられたからであろう。

第6章

（1） 自然種一般に関するまとまった日本語の文献として植原（2013）を参照。精神障害と自然種の関係に関する議論のまとめとしては、Zachar（2014）が参考になる。日本では、山崎（2010）が精神疾患と自然種の関係について論じている。また、村井（2014）の第1章と第2章は精神科医としての立場からクリプキを参照しながら疾患名と固有名（固定指示詞）との関係を論じたものである。

（2） しかしウェイクフィールドはあるコメント論文で、「障害」は「本質主義的な概念ではない」と述べ、精神障害と「理論的な科学的概念」の違いを強調している（Wakefield 1997: 661-62）。ウェイクフィールドのＨＤモデルは、価値づけを伴う「有害な機能不全」を精神障害とみなすものであり、精神障害は自然種ではない（ブラックボックス本質主義的でない）と考えるほうがむしろＨＤモデルと整合的であるとも考えられる。

第7章

（1）Disorder＝障害、disturbance＝障がい、disability＝障碍と訳す。
（2）反精神医学については、第10章第5節参照。
（3）ＤＳＭ‐IIIでは、「自我違和的な同性愛」という障害名が採用されている。ＤＳＭ‐IVでは、「同性愛」は障害名から姿を消した。

第8章

（1）セイックラたち（Seikkula 2011; Seikkula et al. 2013）はオープンダイアローグ・アプローチを特徴づけるものとして「対話的アプローチ」という表現を使っている。
（2）生物・心理・社会モデルについては、杉岡（2014）が参考になる。また、ガミー（Ghaemi [2003] 2007）は生物・心理・社会モデルを「折衷主義」的なものとして批判している。
（3）日本ではむしろ一九五〇年代以降に精神病床の整備が本格化し、一九五五年の約四万四〇〇〇床から一九七四年の二七万床以上へと急増している。近年でもなお三〇万床を超える精神病床がある。大熊（2009）、『厚生白書』昭和三一年度版、五〇年版（https://www.mhlw.go.jp/toukei_hakusho/hakusho/kousei/）、「平成二七年度精神保健福祉資料」（https://www.ncnp.go.jp/nimh/seisaku/data/630/）参照。
（4）ＮＣＭＨは、一九五〇年にNational Mental Health Foundation（1945‐）およびPsychiatric Foundation

(1947-) と合同し、National Association for Mental Health（ＮＡＭＨ）となり、二〇〇六年に Mental Health America と改称している（Hess & Delong 1989: 20; Mental Health America n.d.)。

（5） 一九三〇年には公衆衛生局（Public Health Service; ＰＨＳ）の中に精神衛生部（Division of Mental Hygiene）が設置されている。ＮＩＭＨ初代所長のロバート・フェリックス（Robert Felix）は一九四四年から精神衛生部の責任者だった（Grob 1996; Herman 1995: 246)。

（6） イタリアの精神医療改革の詳細については、大熊（2009）、松嶋（2014）を参照。

（7） オープンダイアローグの詳細については Seikkula & Arnkil（2006）、斎藤（2015）などを参照。

（8） ここではアラネンたちの表現（patients、患者）をそのまま使う。

（9） 日本では、オープンダイアローグ・ネットワーク・ジャパン（https://www.opendialogue.jp/）がオープンダイアローグの普及のための活動を行っている。

第10章

（1） 「当事者」、日本国語大辞典第二版編集委員会／小学館国語辞典編集部『日本国語大辞典』第二版、小学館、二〇〇〇―〇二年、「当事者」、内閣法制局法令用語研究会編『法律用語辞典』第四版、有斐閣、二〇一二年、上山（2011）などを参照。当事者という言葉は、明治二三（一八九〇）年の民事訴訟法に現れるが、この民事訴訟法はドイツ訴訟法をもとに作られている（松本 2015)。なお、障害者運動の文脈において「当事者」という言葉が使用された最初の例は、筆者が知る限り、府中療育センター闘争にかかわる新田絹子の手記（新田 1972）である。

（2） 当事者研究の『精神看護』での連載の第一回（二〇〇一年一一月号）は、清水里香の「被害妄想との出会いと自立」であり、河崎の研究は連載二回目に掲載された（河崎 2002）。なお「当事者研究」は当初「自己研究」と呼ばれていた（清水 2001: 34）。

（3）「言いっぱなし聞きっぱなし」ルールの運用については、ＣＯＭＢＨＯ《コンボ》（ＮＰＯ法人地域精神保健福祉機構）共同代表の宇田川健《けん》氏の講演（二〇一二年一月、東京大学駒場Ｉキャンパス）が参考になった。

（4）米国では、一九六〇年代から七〇年代に障害者の大学進学や職業訓練の自由な選択を求める運動が展開されていった（杉野 2007: 184–85）。現在では、ユーザーとしての当事者の参加の促進が、医療制度の中にも取り入れられつつある。たとえばイギリスでは、地域のケアの評価への利用者の参加促進を求める法律が制定されている（Barnes & Cotterell 2012: xv）。また米国の精神医療においては、一九七七年に地域生活支援プログラムが開始され、当事者運営サービス（consumer operated service: ＣＯＳ）への助成が行われている（SAMHSA 2011: 5）。第4章第2・3節参照。

（5）Necco《ネッコ》当事者研究会（当時）の「ろしなんて」（呼び名）は、苦悩を引き受けたとき、「当事者」になるのではないか、という趣旨のことを『当事者研究の研究』の草稿の検討会（二〇一二年一月）で述べていた。

（6）フランクルはまた、こうした困難な状況から距離をとるには、「ユーモア」が有効であることを示唆している。不安神経症に関してフランクルは、ユーモアが症状を客観化し、患者が自らを不安感情の「傍らに」あるいは「上に」置くことを可能にし、不安と「安らかに」交渉することができるようになるのだと述べる（フランクル［1946］1985: 206）。向谷地自身が指摘するように、べてるの家での「弱さの情報公開」や「それで順調！」という逆説的なキャッチフレーズや「幻覚&妄想大会」などのユニークでユーモアに富んだ活動は、困難な状況においてその苦悩に向き合うことのうちに生の意味を読み取ろうとしたフランクルの思想に多くを負っている（向谷地 2009a: 86–87; フランクル［1946］1985: 168）。

なおフランクルは強制収容所の体験をまとめた『夜と霧』で、次のように述べている。「〔自分が強制収容所の心理学についてある講演をしているのだと想像することによって〕私は自分を何らかの形で現在の環境、現在の苦悩の上に置くことができ、またあたかもそれがすでに過去のことであるかのようにみることが可能になり、また苦悩する私自身を心理学的、科学的探究の対象であるかのように見ることができたのである」(フランクル［1947］1985: 178)。ここにも、当事者研究の理念との関係を読み取ることができるだろう。

(7) アメリカ精神医学会の診断マニュアルＤＳＭ-Ⅲ (APA 1980) とＤＳＭ-Ⅳ (APA 1994) では統合失調症 (統合失調性障害) に、パラノイア型、緊張型、解体型などのサブタイプが設けられていた。ＤＳＭ-５ (APA 2013) ではこうしたサブタイプの設定はなくなっている。

(8) 「反精神医学」という言葉を積極的に使っているのはクーパーのみだが、この言葉は一九六〇年代に展開された精神医学の前提や実践に対する根本的な批判を伴う主張を指すものとして使われることが多い。その意味での反精神医学の代表的な論者としては、サズ (Thomas Szasz) やレイン (R. D. Laing) などが挙げられ、フーコーの思想なども反精神医学とみなされる場合がある。特にサズの「精神疾患 (mental illness) は存在しない」という主張 (Szasz［1961］1974) は、反精神医学を代表するものと考えられている。しかしサズ自身は、クーパーやレインの「反精神医学」は、精神科医療にほかならず、「二乗された似非《えせ》治療」であると批判している (Szasz 2009)。

(9) たとえばヤスパースは、患者の内面を理解する上での患者の「自己描写」が重要であることを指摘している (Jaspers［1913］2009: 24; 邦訳 41)。第3章第3節参照。

(10) 当事者の視点から障害の新たな理解をもたらすという点は、『レッツ！ 当事者研究2』では、「通説を越えた新たな意味や可能性をさぐるアプローチ」という表現で指摘されているものである。このアプローチは、「統合失調症などの主観的な体験を観察、整理をしながら、従来の専門家の見解や一般的な通説を乗り越えたその人なりの解釈や考察を加え、有用な体験として新たな意味や可能性をさぐる」ものであるとされる（べてるしあわせ研究所 2011: 24）。当事者研究がもつこうした側面は、べてるの家の実践の中で示されてきたものであるが、それまであまり明確に強調されることがなかった。

（11）札幌のSAでは、SAの枠組みで当事者研究が行われている（べてるしあわせ研究所 2009: 244-45）。

（12）最近の当事者研究の展開については、熊谷編（2017）を参照。

終章

（1）レット症候群とは、幼児期に主に女児に現れる神経発達障害である。六か月～一八か月まで通常の発達がみられたあと、獲得した手の技能の喪失や発達の遅滞、手の常同的な動きなどが現れるという特徴がある（Chahrour & Zoghbi 2007）。レット症候群は、一九六六年にレットによって初めて報告されたが（Rett 1966）、一九九〇年代になって、ICD-10（1992）およびDSM-Ⅳ（1994）に広汎性発達障害群を構成する障害として記載された。なお、レット症候群を広汎性発達障害のカテゴリーに含めるのかは当初より議論があった（Tsai 1992）。一九九九年にレット症候群の原因となる遺伝子変異が発見され、この変異が典型的なレット症候群をもつ人の九五～九七％にみられること、また、この遺伝子変異（X染色体上にある）をもつ男児は生後すぐ亡くなってしまうことなどが明らかになった（Chahrour & Zoghbi 2007; Neul et al. 2010）。「単一遺伝子の病因（single-gene etiology）」（Volkmar & Reichow 2013: 3）が明らかになったために、レット症候群はDSM-5のカテゴリーからは除外されることになる。アメリカ精神医学会が、DSM-5の改訂作業中にウェブサイトで公開していた「改訂理由」では、「レット症候群のように、特定の病因［が明らかになった〕存在を〔DSMに〕含めるのは適切ではない」とされた（http://www.dsm5.org/ProposedRevisions/Pages/proposedrevision.aspx?rid=95# 二〇一二年九月六日確認。現在では削除されている）。なおICD－11のドラフトでは、遺伝子異常を原因とするPrader-Willi症候群などとともに、（身体的な原因による）「発達異常」の章に分類されている（https://icd.who.int/browse11/l-m/en#/http://id.who.int/icd/entity/20120685 二〇一八年五月四日確認）。

（2） ただしブルセ（Broussais 1821）もそう考えているように、ある器官の機能不全が他の器官の機能不全の原因になる場合には、最初の器官の機能不全は、継起的な因果関係という意味での原因となり得る。

（3） オープンダイアローグでは診断は重視されないが、オープンダイアローグが開発されたケロプダス病院でも診断が行われていないわけではない。本文でも述べたように、オープンダイアローグにおいて、診断行為がどのような意味をもち得るのかについては、今後の検討課題としておきたい。

あとがき

本書の執筆を最初に計画したのは二〇一一年四月のことであり、もう七年前のことである。東京大学出版会の小暮明さんから、単著を出版しないかと誘われ、計画を始めたのが最初である。当初は『精神医学の哲学』というタイトルで出版することを考えていた。当時はオックスフォード大学出版会から、精神医学の哲学のシリーズが出版されるなど、海外では精神医学の哲学に関する書籍が大量に出版され始めていたが、精神医学の哲学というタイトルの日本語の本はなく、そうしたタイトルで本を出すことに意味があるように思えた。その後、『当事者研究の研究』（医学書院）や「シリーズ精神医学の哲学」（全3巻、東京大学出版会）の編集・出版などを進めてきたが、単著のほうがあと回しになってしまい、出版がすっかり遅くなってしまった。本書の執筆にあたっては、東京大学出版会の住田朋久さんに大変お世話になった。「シリーズ精神医学の哲学」から引き続き担当していただき、構成やタイトルの相談から細かい点のチェックにいたるまで、目配りをしていただいた。

本書の内容は、特に次の二つの科研費補助金、日本学術振興会（ＪＳＰＳ）科研費（基盤研究Ｂ）「精神医学の科学哲学――精神疾患概念の再検討」（24300293）［二〇一二～一五年度］および、ＪＳＰＳ科研費（基盤研究Ｂ）「精神医学の社会的基盤――対話的アプローチの精神医学への影響と意義に関する学際的研究」（JP16H03091）［二〇一六〜一八年度］の助成を受けた研究の成果となっている。また、JSPS科研費（新学術領域）の公募研究・計画研究（24118502、24119006）および基盤研究B（20320001）の分担研究、東京大学グローバルCOEプログラムによるプロジェクト［二〇一〇〜一二年度］などによる研究の成果の一部も本書の内容に反映されている。

本書の各章は、以下の既発表原稿（の一部）をもとにしているが、元原稿の誤記の修正や内容の修正・加筆を行ったほか、構成についても大幅な変更を行った。

石原孝二（二〇一二）「脳と心」、小坂国継・本郷均編『概説 現代の哲学・思想』ミネルヴァ書房、二九五―三一二頁（3章1、2節）

石原孝二（二〇一三）「当事者研究とは何か――その理念と展開」、石原孝二編『当事者研究の研究』医学書院、一二―七二頁（10章1〜3、5〜7節）

石原孝二（二〇一三）「「精神障害の診断・統計マニュアル」（DSM）と医学モデル」、中山剛史・信原幸弘編『精神医学と哲学の出会い――脳と心の精神病理』玉川大学出版部、二〇八―二二六頁（5章1〜5節）

石原孝二（二〇一三）「精神病理学から当事者研究へ――現象学的実践としての当事者研究と〈現象学的共同体〉」、石原孝二・稲原美苗編『共生のための障害の哲学――身体・語り・共同性をめぐって』東京大学大学院総合文化研究科附属・共生のための国際哲学研究センター（UTCP）上廣共生哲学寄附研究部門、一一五―三七頁（3章3、4節、10章4節）

石原孝二（二〇一四）「精神医学における記述的方法と「機能不全」モデル――精神障害概念と「自然種」」『科

学哲学』四七巻二号、一七―二二頁（6章）
石原孝二（二〇一四）「「精神障害」概念の行方とDSM-5（シンポジウム1「DSM-5を批判的に吟味する」）」『精神科診断学』七巻一号、一六―二一頁（5章6節）
石原孝二（二〇一五）「精神病理学と薬物療法」、『精神医学の基盤1』学樹書院、六四―七一頁（3章5節）
石原孝二（二〇一五）「早発性認知症から精神分裂病、統合失調症へ――スティグマの哲学」、『こころの科学』一八〇号、一〇七―一一〇頁（4章2、3節）
石原孝二（二〇一六）「共通感覚の欠如としての狂気――カントと狂気の概念」、石原孝二・筒井晴香編『共生のための障害の哲学II』東京大学大学院総合文化研究科附属・共生のための国際哲学研究センター（UTCP）上廣共生哲学寄附研究部門、八五―九九頁（1章3〜9節）
石原孝二（二〇一六）「総論――精神医学の科学と哲学」、石原孝二・信原幸弘・糸川昌成編『シリーズ精神医学の哲学1　精神医学の科学と哲学』、東京大学出版会、三―二六頁（1章1、2節、2章5、6節、5章7節）
石原孝二（二〇一六）「総論――精神医学と当事者」、石原孝二・河野哲也・向谷地生良編『シリーズ精神医学の哲学3　精神医学と当事者』東京大学出版会、三―三〇頁（8、9章）

本書の構想から完成まで七年以上もかかってしまったが、その間、学内外の様々なプロジェクト・研究会の主催や参加を通じて、精神医学の研究者、精神科医療従事者の方、支援者の方、そして何よりも精神障害をもつ当事者の方たちと様々な形で交流させていただいてきた。上記の「精神医学の科学哲学」および「精神医学の社会的基盤」プロジェクトなどの科研費プロジェクト、東京大学グローバルCOEプログラム、東京大学大学院総合文化研究科・教養学部附属「共生のための国際哲学研究センター（UTCP）」および同UTCP上廣共生哲学寄付研究部門（「共生のための障害の哲学」、「障害と共生」プロジェクト）、こまば当事者研究会、PPP研究会（精神医学と心理学の哲学研究会）、東京大学大学院博士課程教育リーディングプログラム「多文化共生・統合人間学プログラム（IHS）」などで出会ったすべての方に感謝申し上げたい。

また、この間オープンダイアローグ・ネットワーク・ジャパン（ODNJP）では共同代表として運営に参加させていただき、これまでにない形の経験をさせていただいてきた。上記のプロジェクト・研究会やODNJPでの活動を通じて、精神医学や精神科医療の実践の独特の魅力とともに、困難や苦悩にも触れてきたと感じている。本書は歴史的な文献や現在の研究論文などを対象としたメタ的な視点からの研究である。本書は精神医学の特徴と精神障害の概念の分析を試みたものであり、直接精神科医療の実践について論じたものではないが、精神障害とは何かを考えることを通じて、精神医学と精神科医療の基盤を考える手がかりを与えるものとなり得ていることを願っている。

石原孝二　信原幸弘　糸川昌成　編
シリーズ精神医学の哲学1
精神医学の科学と哲学
A5　四八〇〇円

鈴木晃仁　北中淳子　編
シリーズ精神医学の哲学2
精神医学の歴史と人類学
A5　四八〇〇円

石原孝二　河野哲也　向谷地生良　編
シリーズ精神医学の哲学3
精神医学と当事者
A5　四八〇〇円

ソランタウス　著　リングボム　イラスト　上野里絵　訳
子どもにどうしてあげればいい？
〈こころの病気を抱える親〉のハンドブック
B5変　一六〇〇円

ソランタウス　著　リングボム　イラスト　上野里絵　訳
お母さん、お父さんどうしたのかな？
〈こころの病気を抱える親をもつ子ども〉のハンドブック
B5変　一六〇〇円

ここに表示された価格は本体価格です．ご購入の際には消費税が加算されますのでご了承ください．

著者略歴
1967年生まれ
1996年　東京大学大学院人文社会系研究科博士後期課程修了，博士（文学）
1997年　北海道大学文学部助教授
2008年　東京大学大学院総合文化研究科准教授
2020年　東京大学大学院総合文化研究科教授
主要編著・訳書
『オープンダイアローグ　実践システムと精神医療』『オープンダイアローグ　思想と哲学』（共編，東京大学出版会，2022年），「シリーズ精神医学の哲学」（全3巻，編者代表，東京大学出版会，2016年），『当事者研究の研究』（編，医学書院，2013年），J・モンクリフ『精神科の薬について知っておいてほしいこと――作用の仕方と離脱症状』（共訳，日本評論社，2022年），ショーン・ギャラガー，ダン・ザハヴィ『現象学的な心――心の哲学と認知科学入門』（共訳，勁草書房，2011年）など

精神障害を哲学する
分類から対話へ

2018年 9月18日　初　版
2022年 9月27日　第2刷

［検印廃止］

著　者　石原《いしはら》 孝二《こうじ》

発行所　一般財団法人　東京大学出版会
代表者　吉見 俊哉
153-0041 東京都目黒区駒場 4-5-29
http://www.utp.or.jp/
電話 03-6407-1069　Fax 03-6407-1991
振替 00160-6-59964

組　版　有限会社プログレス
印刷所　株式会社ヒライ
製本所　誠製本株式会社

ISBN 978-4-13-010137-0　Printed in Japan

石原孝二・信原幸弘・糸川昌成 編
シリーズ精神医学の哲学1
精神医学の科学と哲学
A5 ′

鈴木晃仁・北中淳子 編
シリーズ精神医学の哲学2
精神医学の歴史と人類学
A5 四八〇〇円

石原孝二・河野哲也・向谷地生良 編
シリーズ精神医学の哲学3
精神医学と当事者
A5 四八〇〇円

ソランタウス 著
リングボム イラスト
上野里絵 訳
子どもにどうしてあげればいい？
〈こころの病気を抱える親〉のハンドブック
B5変 一六〇〇円

ソランタウス 著
リングボム イラスト
上野里絵 訳
お母さん、お父さんどうしたのかな？
〈こころの病気を抱える親をもつ子ども〉のハンドブック
B5変 一六〇〇円

ここに表示された価格は本体価格です．ご購
には消費税が加算されますのでご了承くだ

著者略歴
1967年生まれ
1996年　東京大学大学院人文社会系研究科博士後期課程修了，博士（文学）
1997年　北海道大学文学部助教授
2008年　東京大学大学院総合文化研究科准教授
2020年　東京大学大学院総合文化研究科教授
主要編著・訳書
『オープンダイアローグ　実践システムと精神医療』『オープンダイアローグ　思想と哲学』（共編，東京大学出版会，2022年），「シリーズ精神医学の哲学」（全3巻，編者代表，東京大学出版会，2016年），『当事者研究の研究』（編，医学書院，2013年），J・モンクリフ『精神科の薬について知っておいてほしいこと――作用の仕方と離脱症状』（共訳，日本評論社，2022年），ショーン・ギャラガー，ダン・ザハヴィ『現象学的な心――心の哲学と認知科学入門』（共訳，勁草書房，2011年）など

精神障害を哲学する
分類から対話へ

2018年 9 月 18 日　初　版
2022年 9 月 27 日　第 2 刷

［検印廃止］

著　者　石原《いしはら》 孝二《こうじ》

発行所　一般財団法人　東京大学出版会
代表者　吉見 俊哉
153-0041 東京都目黒区駒場 4-5-29
http://www.utp.or.jp/
電話 03-6407-1069　Fax 03-6407-1991
振替 00160-6-59964

組　版　有限会社プログレス
印刷所　株式会社ヒライ
製本所　誠製本株式会社

ISBN 978-4-13-010137-0　Printed in Japan

索　引

あ　行

か　行

さ　行

た　行

な　行

は　行

ま　行

や　行

ら　行

アルファベット

文献（アルファベット順）

※欧語文献の引用文中の訳文は、文献表に挙げた邦訳を参照しつつ、独自に訳出した。邦訳をほぼそのまま使用した場合には、原則として邦訳のページ数も付記した（ただし、節番号などで原文と邦訳の両方を指示しているものもある。また、必要に応じて訳語等を変更した）。邦訳のみを参照した場合には、引用文では邦訳のページ数のみを記し、文献表では邦訳タイトルを先に示した。出版年に関しては、利用したテキストが出版された年を表示し、必要に応じてオリジナルの出版年を［　］で記した。ウェブから取得した資料で取得日が明記されていないものは、2018年5月7日現在アクセスできることを確認したものである。

AA (Alcoholics Anonymous). ([1953] 2013). *Twelve Steps and Twelve Traditions.* New York: Alcoholics Anonymous Publication.

Ackerknecht, E. H. (1953). *Rudolf Virchow: Doctor, Statesman, Anthropologist.* Madison: University of Wisconsin Press.（E・H・アッカークネヒト『ウィルヒョウの生涯——19世紀の巨人＝医師・政治家・人類学者』舘野之男・村上陽一郎・河本英夫・溝口元訳、サイエンス社、1984年）

Ackerknecht, E. H. (1955). *A Short History of Medicine.* New York: Ronald Press.

Ackerknecht, E. H. (1967). *Medicine at the Paris Hospital, 1794–1848.* Baltimore: Johns Hopkins University Press.（E・H・アッカークネヒト『パリ、病院医学の誕生——革命暦第三年から二月革命へ』舘野之男訳、みすず書房、2012年）

Ahonen, M. (2014). *Mental Disorders in Ancient Philosophy.* Cham, Heidelberg, New York, Dordrecht, London: Springer.

Alanen, Y. (1997). *Schizophrenia: Its Origins and Need-Adapted Treatment.* London: Karnac Books.

Alanen, Y., Lehtinen, K., Rakkolainen, V., & Aaltonen, J. (1991). Need-Adapted Treatment of New Schyzophrenic-Patients: Experiences and Results of

the Turku Project. *Acta Psychiatrica Scandinavica* 83(5): 363-72.

Amering, M., Schrank, B., & Wallcraft, J. (eds.) (2009). *Handbook of Service User Involvement in Mental Health Research*. West Sussex: John Wiley & Sons.

アンデルセン，T (2015).『リフレクティング・プロセス――会話における会話と会話』鈴木浩二監訳、金剛出版

Anderson, H., & Goolishian, H. A. (1988). Human Systems as Linguistic Systems: Preliminary and Evolving Ideas about the Implication for Clinical Theory. *Family Process* 27(4): 371-93. (H・アンダーソン、H・A・グーリシャン「言語システムとしてのヒューマンシステム――臨床理論発展に向けてのいくつかの理念」、『協働するナラティヴ』野村直樹訳、遠見書房、2013 年、27-100 頁)

Anderson, H., & Goolishian, H. A. (1992). The Client Is the Expert: A Not-Knowing Approach to Therapy. In S. McNamee & K. J. Gergen (eds.), *Therapy as Social Construction*. London: Sage, pp. 25-39. (H・アンダーソン、H・A・グリーシャン「クライエントこそ専門家である――セラピーにおける無知のアプローチ」、S・マクナミー、K・J・ガーゲン編『ナラティヴ・セラピー――社会構成主義の実践』野口裕二・野村直樹訳、遠見書房、1997 年、再版 2014 年、43-64 頁)

Andrews, G., Goldberg, D. P., Krueger, R. F., Carpenter, W. T., Hyman, S. E., Sachdev, P., & Pine, D. S. (2009). Exploring the Feasibility of a Meta-Structure for DSM-V and ICD-11: Could It Improve Utility and Validity? *Psychological Medicine* 39(12): 1993-2000.

Annas, G. J. (2004). Patients' Rights. In S. G. Post (ed.), *Encyclopedia of Bioethics*. New York: Macmillan Reference USA, pp. 1995-97.

Anthony, W. (1993). Recovery from Mental Illness: The Guiding Vision of the Mental Health System in the 1990s. *Psychosocial Rehabilitation Journal* 16(4): 11-23.

APA (American Psychiatric Association). (1952). (DSM-I). *Diagnostic and Statistical Manual of Mental Disorders*. Washington, DC: APA Mental Hospital Service. (DSM の初版から IV-TR までは DSM Library (https://dsm.psychiatryonline.org) を通じて取得した PDF を参照した。)

APA. (1968). (DSM-II). *Diagnostic and Statistical Manual of Mental Disorders*, 2nd ed. Washington, DC: American Psychiatric Association.

APA. (1973). Homosexuality and Sexual Orientation Disturbance: Proposed

Change in DSM-II, 6th Printing, page 44, Position Statement (Retired). Washington, DC: American Psychiatric Association.

APA. (1980). (DSM-III). *Diagnostic and Statistical Manual of Mental Disorders*, 3rd ed. Washington, DC: American Psychiatric Association.

APA. (1987). (DSM-III-R). *Diagnostic and Statistical Manual of Mental Disorders*, 3rd, rev. ed. Washington, DC: American Psychiatric Association.

APA. (1994). (DSM-IV). *Diagnostic and Statistical Manual of Mental Disorders*, 4th ed. Washington, DC: American Psychiatric Association.

APA. (2000). (DSM-IV-TR). *Diagnostic and Statistical Manual of Mental Disorders*, 4th ed., text revision. Arlington, VA: American Psychiatric Association. (『DSM-IV-TR ——精神疾患の診断・統計マニュアル新訂版』高橋三郎・大野裕・染矢俊幸訳、医学書院、2002 年)

APA. (2013). (DSM-5). *Diagnostic and Statistical Manual of Mental Disorders*, 5th ed. Washington, DC: American Psychiatric Publishing. (『DSM-5 ——精神疾患の診断・統計マニュアル』高橋三郎・大野裕監訳、染矢俊幸・神庭重信・尾崎紀夫・三村將・村井俊哉訳、医学書院、2014 年)

Arendt, H. (1958). *The Human Condition*. Chicago: University of Chicago Press. (H・アレント『人間の条件』志水速雄訳、ちくま学芸文庫、1994 年)

Aristotle. (1956). *De anima*. Edited by W. D. Ross. Oxford: Oxford University Press. (アリストテレス「魂について」中畑正志訳、『アリストテレス全集 7』岩波書店、2014 年)

Aristotle. (1970). *Parva naturalia*. A revised text with introduction and commentary by W. D. Ross. Oxford: Clarendon Press, 1955, 1970. (アリストテレス「自然学小論集」坂下浩司訳、『アリストテレス全集 7』岩波書店、2014 年)

Arnold, T. (1782). *Observations on the Nature, Kinds, Causes, and Prevention of Insanity, Lunacy, or Madness*. Leicester, London. (https://archive.org/details/b21440712_0001)

Asperger, H. (1938). Das psychisch abnorme Kind. *Wiener Klinische Wochenschrift* 49: 1314–17. (H・アスペルガー「精神異常の子供」、成瀬毅編訳『自閉症論資料集の試み——ハンス・アスペルガーとレオ・カナー』文芸社、2014 年、14–35 頁)

Asperger, H. (1944). Die Autistischen Psychopathen im Kindesalter. *Archiv für Psychiatrie und Nervenkrankheiten* 171: 76–136.

綾屋紗月・熊谷晋一郎 (2008).『発達障害当事者研究——ゆっくりていねいに

つながりたい』医学書院
綾屋紗月・熊谷晋一郎（2010）．『つながりの作法――同じでもなく違うでもなく』日本放送出版協会
Barhash, A. Z., Bentley, M. C., Kirkpatrick, M. E., & Sanders, H. A. ([1941] 1952). *The Organization and Function of the Community Psychiatric Clinic*. New York: National Association for Mental Health. (https://catalog.hathitrust.org/Record/001563581)
Barnes, M., & Cotterell, P. (eds.) (2012). *Critical Perspectives on User Involvement*. Bristol: Policy Press.
Baumeister, A. A., Hawkins, M. F., Pow, J. L., & Cohen, A. S. (2012). Prevalence and Incidence of Severe Mental Illness in the United States: An Historical Overview. *Harvard Review of Psychiatry* 20(5): 247-58.
Beers, C. W. (1908). *A Mind That Found Itself: An Autobiography*. New York: Longmans, Green. (https://archive.org/details/39002010727783.med.yale.edu)（C・W・ビーアズ『わが魂に会うまで』江畑敬介訳、星和書店、1980年）
Bennett, D. H. (1985). The Changing Pattern of Mental-Health Care in Trieste. *International Journal of Mental Health* 14(1-2): 70-92.
Bennet, M.R., & Hacker, P. M. S. (2008). *History of Cognitive Neuroscience*. Chichester: Wiley-Blackwell.
Bergson, H. ([1896] 2008). *Matière et mémoire*. Paris: Presses universitaires de France.（H・ベルクソン『物質と記憶』合田正人・松本力訳、ちくま学芸文庫、2007年）
Bergson, H. ([1912] 2009). L'âme et le corps. In *L'énergie spirituelle*. Paris: Presses universitaires de France.（H・ベルクソン「心と身体」飯田照明訳、『哲学的直観ほか』中央公論新社、2002年）
Bernstein, C. A. (2011). Meta-Structure in DSM-5 Process. *Psychiatric News* 46(5): 7-29. (https://psychnews.psychiatryonline.org/doi/full/10.1176/pn.46.5.psychnews_46_5_7)
Berrios, G. E. (2017). Dementia: Historical Overview. In D. Ames, J. O'Brien, & A. Burns (eds.), *Dementia*, 5th ed. Boca Raton: CRS Press.
Berrios, G. E., Luque, R., & Villagran, J. M. (2003). Schizophrenia: A Conceptual History. *International Journal of Psychology and Psychological Therapy* 3(2): 111-40.
べてるしあわせ研究所（2009）．『レッツ！　当事者研究１』地域精神保健福祉

機構・コンボ
べてるしあわせ研究所（2011).『レッツ！　当事者研究２』地域精神保健福祉機構・コンボ
Binswanger, L. (1947). *Ausgewählte Vorträge und Aufsätze*. Band I: *Zur phänomenologischen Anthropologie*. Berlin: Francke Verlag. (L・ビンスワンガー『現象学的人間学』荻野恒一・宮本忠雄・木村敏訳、みすず書房、1967年)
Binswanger, L. ([1957] 1994a). Einleitung zum Sammelband *Schizophrenie*. In A. Holzhey-Kunz (ed.), *Ludwig Binswanger Ausgewählte Werke*, Bd. 4. Heidelberg: Roland Asanger Verlag, pp. 333-50. (L・ビンスワンガー「序論」、『精神分裂病』新海安彦・宮本忠雄・木村敏訳、みすず書房、1959年、3-28頁)
Binswanger, L. ([1960] 1994b). Melancholie und Manie. In A. Holzhey-Kunz (ed.), *Ludwig Binswanger Ausgewählte Werke*, Bd. 4. Heidelberg: Roland Asanger Verlag, pp. 351-428. (L・ビンスワンガー『うつ病と躁病——現象学的試論』山本巌夫・宇野昌人・森山公夫訳、みすず書房、1972年)
Binswanger, L. ([1965] 1994c). Wahn. Beiträge zu seiner phänomenologischen und daseinsanalytischen Erforschung. In A. Holzhey-Kunz (ed.), *Ludwig Binswanger Ausgewählte Werke*, Bd. 4. Heidelberg: Roland Asanger Verlag, pp. 429-539. (L・ビンスワンガー『妄想』宮本忠雄・関忠盛訳、みすず書房、1990年)
Blankenburg, W. (1969). Ansätze zu einer Psychopathologie des 'common sense.' *Confinia psychiatrica* 12: 144-63. (W・ブランケンブルク「コモン・センスの精神病理学への手がかり」、『目立たぬものの精神病理』木村敏・生田孝監訳、小林敏明・鈴木茂・渡邉俊之・和田信訳、みすず書房、2012年、124-52頁)
Bleuler, E. (1908). Die Prognose der Dementia praecox (Schizophreniegruppe). *Allgemeine Zeitschrift Fur Psychiatrie Und Psychisch-Gerichtliche Medizin* 65: 436-64. (ブロイラー「早発性痴呆（精神分裂病群）の予後」、『精神分裂病の概念』人見和彦監訳、向井泰二郎・笹野京子訳、学樹書院、1998年、51-81頁)
Bleuler, E. ([1911] 1988). *Dementia praecox oder Gruppe der Schizophrenien*. Tübingen: Diskord. (E・ブロイラー『早発性痴呆または精神分裂病群』飯田真・下坂幸三・保坂秀夫・安永浩訳、医学書院、1974年)
Böhme, H., & Böhme, G. ([1983] 1985). *Das Andere der Vernunft: Zur Ent-*

wicklung von Rationalitätsstrukturen am Beispiel Kants. Frankfurt am Main: Suhrkampf.

Bole, T. J., III (1995). The Neologism Ontoi in Broussais's Condemnation of Medical Ontology. *Journal of Medicine and Philosophy* 20(5): 543–49.

Bolton, D. (2008). *What is Mental Disorder? An Essay in Philosophy, Science, and Values*. Oxford: Oxford University Press.

Bordeu, T. d., Bordeu, A. d., & Bordeu, F. d. (1775). *Recherches sur les maladies chroniques, leurs rapports avec les maladies aiguës, leurs périodes, leur nature, et sur la manière dont on les traite aux eaux minérales de Barèges et des autres sources de l'Aquitaine*, Tome I. Paris: Ruault. (http://gallica.bnf.fr/ark:/12148/bpt6k6152226c)

Boss, M. (1957). *Psychoanalyse und Daseinsanalytik*. Bern: Hans Huber. (M・ボス『精神分析と現存在分析論』笠原嘉・三好郁男訳、みすず書房、1962年)

Boyd, R. (1999). Homeostasis, Species, and Higher Taxa. In R. A. Wilson (ed.), *Species: New Interdisciplinary Essays*. Cambridge, MA: MIT Press, pp. 141–85.

Bridgman, P. W. (1927). *The Logic of Modern Physics*. New York: Macmillan.

Broca, P. (2004). *Écrits sur l'aphasie (1861–1869)*. Introduction historique et textes réunis par Serge Nicolas. Paris: L'Harmattan.

Brodmann, K. ([1909] 2006). *Brodmann's Localisation in the Cerebral Cortes: The Principles of Comparative Localization in the Cerebral Cortex Based on Cytoarchitectonics*. Translated with editorial notes and an introduction by L. J. Garey. New York: Springer.

Broussais, F. J. V. (1821). *Examen des doctrines médicales et des systèmes de nosologie*, Tome 1–2. Paris: Méquignon-Marvis. (https://books.google.co.jp/books?id=4ZNPAAAAYAAJ https://books.google.co.jp/books?id=hiQuwQuPPMMC)

Broussais, F. J. V. (1836). *Cours de phrénologie*. Paris: J.-B. Bailliere. (https://archive.org/details/coursdephrnolog00brougoog)

Burton, R. ([1621] 2001). *The Anatomy of Melancholy*. Edited and with an introduction by Holbrook Jackson; and with a new introduction by William H. Gass. New York: New York Review Books.

Bynum, W. (2008). *The History of Medicine: A Very Short Introduction*. Oxford: Oxford University Press. (W・バイナム『医学の歴史』鈴木晃仁・

鈴木実佳訳、丸善出版）
Campbell, J. (2005). The Historical and Philosophical Development of Peer-Run Support Programs. In S. Clay (ed.), *On Our Own Together: Peer Programs for People with Mental Illness.* Nashville: Vanderbilt University Press, pp. 17–64.
Chahrour, M., & Zoghbi, H. Y. (2007). The Story of Rett Syndrome: From Clinic to Neurobiology. *Neuron* 56(3): 422–37.
Chamberlin, J. ([1978] 2012). *On Our Own: Patient-Controlled Alternatives to the Mental Health System.* Lawrence: National Empowerment Center.
Cheyne, G. (1733). *The English Malady; Or, a Treatise of Nervous Diseases of All Kinds, as Spleen, Vapours, Lowness of Spirits, Hypochondriacal, and Hysterical Distempers, etc.* London: G. Strahan & J. Leake. (https://archive.org/details/englishmaladyort00cheyuoft)
Chiarugi, V. ([1793–94] 1987). *On Insanity and Its Classification.* Translated with a Foreword and Introduction by George Mora. Canton, MA: Science History Publications. (*Della pazzia in genere, e in specie, trattato medico-analitico, con una centuria di osservazioni.* Presso Luigi Carlieri.)
千葉理恵・宮本有紀（2017）.「教育モデルによる新たな精神保健サービス――リカバリー・カレッジ」『精神障害とリハビリテーション』21巻2号、196–202頁
Cicero, M. T. (1966). *Tusculan Disputations.* With an English translation by J. E. King. Cambridge, MA: Harvard University Press.（『キケロー選集12 トゥスクルム荘対談集』木村健治・岩谷智訳、岩波書店、2002年）
Cicero, M. T. (1967). *De oratore.* In two volumes with an English translation by W. H. Sutton, completed with an introduction by H. Rackham. Cambridge, MA: Harvard University Press.（『キケロー選集7 修辞学2』大西英文・片山英男訳、岩波書店、2000年）
Clark, L. A., Cuthbert, B., Lewis-Fernandez, R., Narrow, W. E., & Reed, G. M. (2017). Three Approaches to Understanding and Classifying Mental Disorder: ICD-11, DSM-5, and the National Institute of Mental Health's Research Domain Criteria (RDoC). *Psychological Science in the Public Interest* 18(2): 72–145.
Clarke, E., & L. S. Jacyna, L. S. (1987). *Nineteenth-Century Origins of Neuroscientific Concepts.* Berkeley: University of California Press.
Commission internationale. (1903). *Nomenclatures des maladies* (Statistique

de morbidité - Statistique des causes de décès) arrêtées par la Commission internationale chargée de reviser les nomenclatures nosologiques (18–21 août 1900) pour être en usage à partir du 1er janvier 1901 avec notices et annexes par Jacques Bertillon. Montévrain: Imprimerie typographique de l'Ecole d'Alembert. (http://www.who.int/library/collections/historical/en/index1.html)

Compton, W. M., & Guze, S. B. (1995). The Neo-Kraepelinian Revolution in Psychiatric-Diagnosis. *European Archives of Psychiatry and Clinical Neuroscience* 245(4–5): 196–201.

Cooper, D. ([1967] 2007). *Psychiatry and Anti-Psychiatry*. Tavistock Publications, 1967; London: Routledge, 2001, 2007. (D・クーパー『反精神医学』野口昌也・橋本雅雄訳、岩崎学術出版社、1974 年)

Cooper, R. (2005). *Classifying Madness: A Philosophical Examination of the Diagnostic and Statistical Manual of Mental Disorders*. Dordrecht: Springer.

Cooper, R. (2007). *Psychiatry and Philosophy of Science*. Montreal: McGill-Queen's University Press. (R・クーパー『精神医学の科学哲学』伊勢田哲治・村井俊哉監訳、名古屋大学出版会、2015 年)

Cooper, R. (2013). Natural Kinds. In K. W. M. Fulford, M. Davies, R. Gipps, G. Graham, J. Sadler, G. Stanghellini, & T. Thornton (eds.), *The Oxford Handbook of Philosophy and Psychiatry*. Oxford: Oxford University Press, pp. 950–65.

Cullen, W. (1769). *Synopsis Nosologiae Methodicae*. Edinburgh. (https://archive.org/details/SynopsisNosologiaeMethodicae)

Cullen, W. (1785). *Synopsis Nosologiae Methodicae*, 4th ed., Vol. 1. Edinburgh. (https://archive.org/details/SynopsisNosologiaeMethodicaeVol1_1785)

Cumston, C. G. ([1926] 2008). *An Introduction to the History of Medicine: From the Time of the Pharaohs to the End of the XVIIIth Century*, 5th ed. London: Routledge.

Cuthbert, B. N., & Insel, T. R. (2013). Toward the Future of Psychiatric Diagnosis: The Seven Pillars of RDoC. *BMC Medicine* 11: 126.

Davidson, L. (1994). Phenomenological Research in Schizophrenia: From Philosophical Anthropology to Empirical Science. *Journal of Phenomenological Psychology* 25(1): 104–30.

Davis, M. (2014). *Asylum: Inside the Pauper Lunatic Asylums*. Stroud: Am-

berley.

Deegan, P. E. (1988). Recovery: The Lived Experience of Rehabilitation. *Psychological Rehabilitation Journal* 11(4): 11–19.

Deegan, P. E. (2001). Recovery as a Self-Directed Process of Healing and Transformation. In C. Brown (ed.), *Recovery and Wellness: Models of Hope and Empowerment for People with Mental Illness*. Binghamton, NY: Haworth Press, pp. 5–21.

Dell'Acqua, G., & Cogliati Dezza, M. G. (1985). The End of the Mental Hospital: A Review of the Psychiatric Experience in Trieste. *Acta Psychiatrica Scandinavica* 71: 45–69.

Derrida, J. ([1967] 1979). Cogito et histoire de la folie. In *L'écriture et la différence*. Paris: Seuil, pp. 51–97. (J・デリダ「コギトと狂気の歴史」、『エクリチュールと差異』合田正人・谷口博史訳、法政大学出版局、2013 年)

Descartes, R. ([1642] 1996a). *Meditationes de prima philosophia* (1641, 1642). *Œuvres de Descartes*, VII, Publiées par C. Adam et P. Tannerz. Paris: Vrin. (R・デカルト『省察』山田弘明訳、ちくま学文庫、2006 年)

Descartes, R. ([1649] 1996b). Les passions de l'âme. *Œuvres de Descartes*, XI, Publiées par C. Adam & P. Tannerz. Paris: Vrin, pp. 291–488. (R・デカルト『情念論』谷川多佳子訳、岩波文庫、2008 年)

Descartes, R. ([1662] 1996c). L'homme. *Œuvres de Descartes*, XI, Publiées par C. Adam et P. Tannerz. Paris: Vrin, pp. 119–202. (R・デカルト「人間論」伊東俊太郎・塩川徹也訳、『デカルト著作集 4』白水社、2001 年)

Ellis, A. (1956). An Operational Reformulation of Some of the Basic Principles of Psychoanalysis. *Minnesota Studies in the Philosophy of Science* 1: 131–54.

Emminghaus, H. (1878). *Allgemeine Psychopathologie zur Einführung in das Studium der Geistesstörungen*. Leipzig: F. C. W. Vogel. (https://archive.org/details/allgemeinepsycho00emmi)

Endres, N. (2004). Kertbeny, Károly Mária (1824–1882). *The glbtq Encyclopedia*. (http://www.glbtqarchive.com/ssh/kertbeny_km_S.pdf)

Engel, G. L. (1977). The Need for a New Medical Model: A Challenge for Biomedicine. *Science* 196: 129–36.

榎本眞理子 (2007)「ケースフォーミュレーション」、下山晴彦編『認知行動療法——理論から実践的活用まで』金剛出版、84–96 頁

Feighner, J. P., Robins, E., Guze, S. B., Woodruff, R. A., Winokur, G., & Munoz,

R. (1972). Diagnostic Criteria for Use in Psychiatric Research. *Archives of General Psychiatry* 26(1): 57–63.

Feinstein, A. (2010). *A History of Autism: Conversations with the Pioneers.* Chichester, West Sussex: Wiley-Blackwell.

First, M. B. (2010). Paradigm Shifts and the Development of the Diagnostic and Statistical Manual of Mental Disorders: Past Experiences and Future Aspirations. *Canadian Journal of Psychiatry - Revue Canadienne de Psychiatrie* 55(11): 692–700.

First, M. B. (2012). The National Institute of Mental Health Research Domain Criteria (RDoC) Project: Moving towards a Neuroscience-Based Diagnostic Classification in Psychiatry. In K. S. Kendler & J. P. Parnas (eds.), *Philosophical Issues in Psychiatry: Explanation, Phenomenology, and Nosology.* Baltimore: Johns Hopkins University Press, pp. 12–18.

First, M. B., & Wakefield, J. C. (2013). Diagnostic Criteria as Dysfunction Indicators: Bridging the Chasm between the Definition of Mental Disorder and Diagnostic Criteria for Specific Disorders. *Canadian Journal of Psychiatry - Revue Canadienne de Psychiatrie* 58(12): 663–69.

Forbes, J., Tweedie, A., & Conolly, J. (eds.) (1833). *The Cyclopœdia of Practical Medicine,* Vol. 2. London. (https://books.google.co.jp/books?id=QJtUAAAAYAAJ)

Foucault, M. ([1961] 2011). *Histoire de la folie à l'âge classique.* Paris: Gallimard. (M・フーコー『狂気の歴史——古典主義時代における』田村俶訳、新潮社、1975年)

Frances, A., & 大野裕 (2012)「インタビュー DSM-5をめぐって—— Dr. Allen Francesに聞く」『精神医学』54(8): 819–27.

フランクル, V・E ([1946] 1985). 『死と愛——実存分析入門』霜山徳爾訳、みすず書房、1957年、新装版1985年) (V. E. Frankl, *Äerztliche Seelsorge.* Wien: F. Deuticke, 1946.)

フランクル, V・E ([1947] 1985). 『夜と霧』霜山徳爾訳、みすず書房、1956年、新装版1985年 (V. E. Frankl, *Ein Psycholog Erlebt das Konzentrationslager.* Wien: Verlag für Jugend und Volk, 1946, 1947.)

Freud, S. ([1891] 2001). *Zur Auffassung der Aphasien.* Frankfurt am Main: Fischer. (S・フロイト「失語症の理解に向けて——批判的研究」中村靖子訳、『フロイト全集1』岩波書店、2009年)

Freud, S. ([1915] 2000). Das Unbewußte. *Studienausgabe,* Bd. III. Frankfurt

am Main: Fischer.（S・フロイト「無意識について」井村恒郎訳、『フロイト著作集 6』人文書院、1970 年）

Fritsch, G., & Hitzig, E.（1870）. Über die elektrische Erregbarkeit des Grosshirns. *Archiv für Anatomie, Physiologie und wissenschaftliche Medicin*, pp. 330–32.

Fulford, K. W. M., & Sartorius, N.（2009）. The Secret History of ICD and the Hidden Future of DSM. In M. R. Broome & L. Bortolloti（eds.）, *Psychiatry as Cognitive Neuroscience: Philosophical Perspectives*. Oxford: Oxford University Press, pp. 29–47.

Gallagher, S., & Zahavi, D.（2008）. *The Phenomenological Mind: An Introduction to Philosophy of Mind and Cognitive Science*. London: Routledge.（S・ギャラガー、D・ザハヴィ『現象学的な心——心の哲学と認知科学入門』石原孝二・宮原克典・池田喬・朴嵩哲訳、勁草書房、2011 年）

Ghaemi, S. N.（[2003] 2007）. *The Concepts of Psychiatry: A Pluralistic Approach to the Mind and Mental Illness*. Baltimore: Johns Hopkins University Press.（S・N・ガミー『現代精神医学概論』村井俊哉訳、みすず書房、2009 年）

Ghaemi, S. N.（2012）. Taking Disease Seriously: Beyond "Pragmatic" Nosology. In K. S. Kendler & J. P. Parnas（eds.）, *Philosophical Issues in Psychiatry: Explanation, Phenomenology, and Nosology*. Baltimore: Johns Hopkins University Press, pp. 42–53.

Glare, P. G. W.（2012）. *Oxford Latin Dictionary*, 2nd ed. Oxford: Oxford University Press.

Goffman, E.（[1963] 1986）. *Stigma: Notes on the Management of Spoiled Identity*. New York: Touchstone.（E・ゴッフマン『スティグマの社会学——烙印を押されたアイデンティティ』石黒毅訳、せりか書房、1980 年）

Goldberg, D., Simms, L. J., Gater, R., & Krueger, R. F.（2011）. Integration of Dimensional Spectra for Depression and Anxiety into Categorical Diagnosis for General Medical Praxis. In D. A. Regier, W. E. Narrow, E. A. Kuhl, & D. J. Kupfer（eds.）, *The Conceptual Evolution of DSM-5*. Washington, DC: American Psychiatric Association, pp. 19–36.

Goldstrom, I. D., Campbell, J., Rogers, J. A., Lambert, D. B., Blacklow, B., Henderson, M. J., & Manderscheid, R. W.（2006）. National Estimates for Mental Health Mutual Support Groups, Self-Help Organizations, and Consumer-Operated Services. *Administration and Policy in Mental Health* 33(1):

92-103.

Griesinger, W. ([1845] 1861). *Die Pathologie und Therapie der psychischen Krankheiten für Äerzte und Studirende*, 2nd ed. Stuttgart: Verlag von Adolpf Krabbe. (http://archive.org/details/diepathologieund00grie) (W・グリージンガー『精神病の病理と治療』小俣和一郎・市野川容孝訳、東京大学出版会、2008年)

Grimes, J. M. ([1934] 1980). *Institutional Care of Mental Patients in the United States: Historical Issues in Mental Health*. New York: Arno Press.

Grob, G. N. (1994). *The Mad among Us: A History of the Care of America's Mentally Ill*. New York: Free Press.

Grob, G. N. (1996). Creation of the National Institute of Mental Health. *Public Health Reports* 111(4): 378-81.

Guze, S. B. (1992). *Why Psychiatry is a Branch of Medicine*. New York: Oxford University Press.

Hacking, I. (1983). *Representing and Intervening: Introductory Topics in the Philosophy of Natural Science*. Cambridge: Cambridge University Press. (I・ハッキング『表現と介入――ボルヘス的幻想と新ベーコン主義』渡辺博訳、産業図書、1986年)

Hacking, I. (1999). *The Social Construction of What?* Cambridge, MA: Harvard University Press. (I・ハッキング『何が社会的に構成されるのか』出口康夫・久米暁訳、岩波書店、2006年)

Hamilton, S. W. (1944). The History of American Mental Hospitals. In American Psychiatric Association, *One Hundred Years of American Psychiatry*. New York: Columbia University Press, pp. 73-166.

針貝邦生 (2000). 『ヴェーダからウパニシャッドへ』清水書院

Harwood, T. M., & L'Abate, L. (2010). *Self-Help in Mental Health: A Critical Review*. New York: Springer.

橋本亮太 (2013). 「病因と病態モデル」、日本統合失調症学会監修『統合失調症』医学書院、103-14頁

Haslam, N. (2014). Natural Kinds in Psychiatry: Conceptually Implausible, Empirically Questionable, and Stigmatizing. In H. Kincaid & J. Sullivan (eds.), *Classifying Psychopathology: Mental Kinds and Natural Kinds*. Cambridge, MA: MIT Press, pp. 11-28.

ヒーリー, D ([1997] 2004). 『抗うつ薬の時代:うつ病治療薬の光と影』林建郎・田島治訳、星和書店 (D. Healey, *The Antidepressant Era*. Cambridge,

MA: Harvard University Press, 1997.)
ヒーリー，D（[2008] 2012）.『双極性障害の時代——マニーからバイポーラーへ』江口重幸監訳、坂本響子訳、みすず書房（D. Healey, *Mania. A Short History of Bipolar Disorder*. Baltimore: Johns Hopkins University Press, 2008.）
Heinroth, J. C. A.（1818）. *Lehrbuch der Störungen des Seelenlebens oder der Seelenstörungen und ihrer Behandlung*. Leipzig.（https://download.digitale-sammlungen.de/pdf/1383708437bsb10472393.pdf. 2013 年 11 月 6 日取得）（J・C・A・ハインロート『狂気の学理——ドイツ浪漫派の精神医学』西丸四方訳、中央洋書出版部、1990 年）
Hempel, C. G.（1961）. Introduction to Problems of Taxonomy（session title）. In J. Zubin（ed.）, *Field Studies in the Mental Disorders*. New York: Grune & Stratton, pp. 3–22.
Herman, E.（1995）. *The Romance of American Psychology: Political Culture in the Age of Experts*. Berkeley: University of California Press.（http://ark.cdlib.org/ark:/13030/ft696nb3n8/）
Hervey, N.（1986）. Advocacy of Folly: The Alleged Lunatics' Friend Society, 1845–63. *Medical History* 30(3): 245–75.
Hess, R. E., & Delong, J.（1989）. *The National Mental Health Association: Eighty Years of Involvement in the Field of Prevention*. London: Routledge.
Hippocrates.（[1923] 2006）. The Sacred Disease. In W. H. S. Jones（trans.）, *Hippocrates*, Vol. 2. Cambridge, MA: Harvard University Press, pp. 127–83.（ヒポクラテス「神聖病について」石渡隆司訳、『ヒポクラテス全集 2』エンタプライズ、1987 年、111–32 頁）
Hippocrates.（1931）. The Nature of Man. In W. H. S. Jones（trans.）, *Hippocrates*, Vol. 4. Cambridge, MA: Harvard University Press, pp. 1–41.（ヒポクラテス「人間の自然性について」大槻マミ太郎訳、『ヒポクラテス全集 1』エンタプライズ、1985 年、956–72 頁）
Hoff, P.（1994）. *Emil Kraepelin und die Psychiatrie als klinische Wissenschaft: Ein Beitrag zum Selbstverständnis psychiatrischer Forschung*. Berlin: Springer.（P・ホッフ『クレペリンと臨床精神医学』那須弘之訳、星和書店、1996 年）
Husserl, E.（[1930] 1952）. Nachwort zu meinen *Ideen zu einer reinen Phänomenologie und phänomenologischen Philosophie*. In M. Biemel（ed.）,

Husserliana, V. Den Haag: Martinus Nijhoff, pp. 138-62.（E・フッサール「あとがき」、『イデーン――純粋現象学と現象学的哲学のための諸構想 1 純粋現象学への全般的序論』I-1、渡辺二郎訳、みすず書房、1979 年、11-45 頁）

Husserl, E. (1963). *Cartesianische Meditationen und Pariser Vorträge*. S. Strasser (ed.), *Husserliana*, I, 2. Aufl. Den Haag: Martinus Nijhoff.（E・フッサール『デカルト的省察』浜渦辰二訳、岩波文庫、2001 年）

Husserl, E. ([1952] 1991). *Ideen zu einer reinen Phänomenologie und phänomenologischen Philosophie*, Bd. 2. In M. Biemel (ed.), *Husserliana*, IV. Dordrecht: Kluwer Academic.（E・フッサール『イデーン』II-1、立松弘孝・別所良美訳、II-2、立松弘孝・榊原哲也訳、みすず書房、2001 年、2009 年）

Husserl, E. (1973a). *Zur Phänomenologie der Intersubjektivität*. Texte aus dem Nachlass, Erster Teil: 1905-20. In I. Kern (ed.), *Husserliana*, XIII. Den Haag: Martinus Nijhoff.（E・フッサール『間主観性の現象学――その方法』浜渦辰二・山口一郎監訳、部分訳、ちくま学芸文庫、2012 年）

Husserl, E. (1973b). *Zur Phänomenologie der Intersubjektivität*. Texte aus dem Nachlass, Dritter Teil: 1929-35. I. Kern (ed.), *Husserliana*, XV. Den Haag: Martinus Nijhoff.（E・フッサール『間主観性の現象学――その方法』、『間主観性の現象学 II ――その展開』浜渦辰二・山口一郎監訳、部分訳、ちくま学芸文庫、2012 年、2013 年）

Hyman, S. E. (2010). The Diagnosis of Mental Disorders: The Problem of Reification. *Annual Review of Clinical Psychology* 6: 155-79.

イブン・シーナー (2012).『魂について――治癒の書 自然学第六篇』木下雄介訳、知泉書館

市川岳仁 (2010).「薬物依存からの回復における当事者性の意義と課題――NPO としてのダルクの活動を素材に」『龍谷大学大学院法学研究』12 号、29-50 頁

井原裕 (2016).「精神医学と疾患喧伝」、石原孝二・河野哲也・向谷地生良編『シリーズ精神医学の哲学 3 精神医学と当事者』東京大学出版会、62-80 頁

Insel, T., Cuthbert, B., Garvey, M., Heinssen, R., Pine, D. S., Quinn, K., Sanislow, C., & Wang, P. (2010). Research Domain Criteria (RDoC): Toward a New Classification Framework for Research on Mental Disorders. *American Journal of Psychiatry* 167: 748-51.

IPA (International Psychogeriatric Association). (2017). World Health Orga-

nization (WHO) ICD-11. *News and Issues*, 13 February 2017.

Ishihara, K. (2015). Learning from *Tojisha Kenkyu:* Mental Health "Patients" Studying Their Difficulties with Their Peers. In T. Shakespeare (ed.), *Disability Research Today: International Perspectives*. London: Routledge, pp. 27–42.

石原孝二（2018a）.「オープンダイアローグと当事者——フィンランドの精神保健政策とオープンダイアローグ」『精神科治療学』33巻3号、331–35頁

石原孝二（2018b）.「ピアサポート・オープンダイアローグ——オープンダイアローグの研究動向」『臨床心理学』18巻4号、493–98頁

石川元（2007）.「アスペルガー症候群の歴史」、石川元編『アスペルガー症候群——歴史と現場から極める』至文堂、10–51頁

伊藤順一郎・吉田光爾（2014）.「経過と予後」、日本統合失調症学会監修、福田正人・糸川昌成・村井俊哉・笠井清登編『統合失調症』医学書院、128–42頁

Janzarik, W. (1976). Die Krise in der Psychopathologie. *Nervenarzt* 47: 73–80.

Jaspers, K. (1912). Die phänomenologische Forschungsrichtung in der Psychopathologie. *Zeitschrift für die gesamte Neurologie und Psychiatrie* 9: 391–408.（K・ヤスパース「精神病理学における現象学的研究方向」、『精神病理学研究2』藤森英之訳、みすず書房、1971年、195–217頁）

Jaspers, K. ([1913] 2009). *Allgemeine Psychopathologie: Ein Leitfaden für Studierende, Ärzte und Psychologen*. Berlin: Verlag von Jurius Springer (Reprinted by Kessinger Legacy Reprints, 2009).（K・ヤスパース『精神病理学原論』西丸四方訳、みすず書房、1971年）

Jaspers, K. (1973). *Allgemeine Psychopathologie*, 9th ed. Berlin: Springer.（K・ヤスパース『精神病理學總論』上・中・下、内村祐之・西丸四方・島崎敏樹・岡田敬蔵訳、岩波書店、1953–56年）

Jeannerod, M. (1996). *De la physiologie mentale: Histoire des relations entre biologie et psychologie*. Paris: Éditions Odile Jacob.（M・ジャンヌロー『認知神経科学の源流』浜田隆史訳、ナカニシヤ出版、2007年）

Joint Commission on Mental Illness and Health. (1961). *Action for Mental Health: Final Report of the Joint Commission on Mental Illness and Health*. New York: Basic Books.

Jones, K. (1993). *Asylums and After: A Revised History of the Mental Health Services; From the Early Eighteenth Century to the 1990s*. London: Athlone Press.

Jones, M., Baker, A., Freeman, T., Merry, J., Pomryn, B. A., Sandler, J., & Tuxford, J. ([1952] 2001). *Social Psychiatry: A Study of Therapeutic Communities*. London: Routledge.

上岡陽江・大嶋栄子 (2010).『その後の不自由——「嵐」のあとを生きる人たち』医学書院

上山和樹 (2011).「当事者概念の歴史と可能性」(http://d.hatena.ne.jp/ueyamakzk/20111120)

河崎寛 (2002).「『爆発』の研究」『精神看護』5巻1号、45-48頁

Kahlbaum, K. L. (1863). *Die Gruppierung der psychischen Krankheiten und die Eintheilung der Seelenstörungen: Entwurf einer historisch-kritischen Darstellung der bisherigen Eintheilungen und Versuch zur Anbahnung einer empirisch-wissenschaftlichen Grundlage der Psychiatrie als klinischer Disciplin*. Danzig: A. W. Kafemann. (http://reader.digitale-sammlungen.de/de/fs1/object/display/bsb10472916_00005.html)

神庭重信 (2017).「認知症の分類問題——そもそも精神疾患とはなにか」『精神神経学雑誌』119巻6号、381頁

Kanner, L. (1943). Autistic Disturbances of Affective Contact. *Nervous Child* 2: 217-50. (L・カナー「情緒的接触の自閉症障害」、成瀬毅編訳『自閉症論資料集の試み——ハンス・アスペルガーとレオ・カナー』文芸社、2014年、36-41頁)

Kanner, L. (1944). Early Infantile Autism. *Journal of Pediatrics* 25: 211-17.(L・カナー「早期幼児自閉症」、成瀬毅編訳『自閉症論資料集の試み——ハンス・アスペルガーとレオ・カナー』文芸社、2014年、42-43頁)

Kant, I. ([1764] 1977a). Versuch über die Krankheiten des Kopfes. In I. Kant, *Vorkritische Schriften bis 1768, 2, Werkausgabe*, II, hrs. v. W. Weischedel. Frankfurt am Main: Suhrkamp, pp. 887-901. (I・カント「脳病試論(あたまの病気についての試論)」加藤泰史訳、『カント全集2』岩波書店、2000年、385-405頁)

Kant, I. ([1766] 1977b). Träume eines Geistersehers, erläutert durch Träume der Metaphysik. In I. Kant, *Vorkritische Schriften bis 1768, 2, Werkausgabe*, II, hrs. v. W. Weischedel. Frankfurt am Main: Suhrkamp, pp. 921-89. (I・カント「視霊者の夢」植村恒一郎訳、『カント全集3』岩波書店、2001年、227-313頁)

Kant, I. ([1784] 1977c). Beantwortung der Frage: Was ist Aufklärung?. In I. Kant, *Schriften zur Anthropologie, Geschichtsphilosophie, Politik und*

Pädagogik, 1, *Werkausgabe*, XI, hrs. v. W. Weischedel. Frankfurt am Main: Suhrkamp, pp. 53-61.（I・カント「啓蒙とは何か」福田喜一郎訳、『カント全集 14』岩波書店、2000 年、25-34 頁）

Kant, I.（[1790] 2001）. *Kritik der Urteilskraft*. Hamburg: Felix Meiner.（I・カント『カント全集 8・9 判断力批判（上・下）』牧野英二訳、岩波書店、1999-2000 年）

Kant, I.（[1800] 1977d）. *Anthropologie in pragmatischer Hinsicht*（1798, 1800）. In I. Kant, *Schriften zur Anthropologie, Geschichtsphilosophie, Politik und Pädagogik*, 2, *Werkausgabe*, XII, hrs. v. W. Weischedel. Frankfurt am Main: Suhrkamp, pp. 397-690.（I・カント「実践的見地における人間学」渋谷治美訳、『カント全集 15』岩波書店、2003 年、1-331 頁）

Kennedy, J. F.（1963）. Special Message on Mental Illness and Mental Retardation, 5 February 1963.（https://www.jfklibrary.org/Asset-Viewer/Archives/JFKPOF-052-012.aspx）

Kenyon, F. E.（1968）. *Psychiatric Emergencies and the Law: The Impact of the Mental Health Act*（*1959*）. Bristol: John Wright & Sons.

金大煥（2013）.「韓国における精神障害者による当事者研究の現状」文景楠訳、石原孝二・稲原美苗編『共生のための障害の哲学――身体・語り・共同性をめぐって』東京大学大学院総合文化研究科附属共生のための国際哲学研究センター（UTCP）上廣共生哲学寄附研究部門、175-82 頁

木村敏（[1976] 2006）.「離人症の精神病理」、『自己・あいだ・時間』ちくま学芸文庫、104-87 頁

木村敏（[1985] 2007）.「精神医学における現象学の意味」、『分裂病と他者』ちくま学芸文庫、153-82 頁

北村俊則（2013）.『精神科診断学概論――病理所見のない疾患の概念を求めて』北村メンタルヘルス研究所

Klerman, G. L.（1978）. The Evolution of a Scientific Nosology. In J. C. Shershow（ed.）, *Schizophrenia: Science and Practice*. Cambridge, MA: Harvard University Press, pp. 99-121.

Kolvin, I.（1972a）. Infantile Autism or Infantile Psychosis. *British Medical Journal* 3(5829): 753-55.

Kolvin, I.（1972b）. Late Onset Psychosis. *British Medical Journal* 3(5830): 816-17.

小村優太（2016）.「イブン・シーナーにおける生理学と認識障害」、石原孝二・筒井晴香編『共生のための障害の哲学 II』東京大学大学院総合文化研究科

附属・共生のための国際哲学研究センター（UTCP）上廣共生哲学寄附研究部門、71-83 頁
Kopolow, L. E. (2004). Mental Patients' Rights. In S. G. Post (ed.), *Encyclopedia of Bioethics*, Vol. 4. New York: Macmillan Reference USA, pp. 1997-2004.
Kraepelin, E. (1896 [1976]). *Psychiatrie: Ein Lehrbuch für Studirende und Aerzte*. 5. Aufl. Leipzig: Barth, 1896. New York: Arno Press, 1976.
Kraepelin, E. (1899). *Psychiatrie: Ein Lehrbuch für Studirende und Aerzte*. 6. Aufl. I. Band. Leipzig: Barth. (http://archive.org/details/psychiatrieeinle01krae)（E・クレペリン『精神医学総論』西丸四方・遠藤みどり訳、みすず書房、1994 年）
Kraepelin, E. (1910). Die Einteilung der Seelenstörungen. In *Psychiatrie: Ein Lehrbuch für Studierende und Ärzte*. Leipzig: Barth. 8. Aufl. II. Band, I. Teil, pp. 1-19.（E・クレペリン「精神障害の分類」、『精神医学総論』西丸四方・遠藤みどり訳、みすず書房、1994 年、2-21 頁）
Kraepelin, E. (1913). *Psychiatrie: Ein Lehrbuch für Studierende und Ärzte. Klinische Psychiatrie*. Leipzig: Barth. 8. Aufl. III. Band, II. Teil. (http://www.bium.univ-paris5.fr/histmed/medica/cote?63261x03)（E・クレペリン『精神分裂病』西丸四方・西丸甫夫訳、みすず書房、1986 年）
Krafft-Ebing, R. v. (1875). *Lehrbuch der Gerichtlichen Psychopathologie: Mit Berücksichtigung der Gesetzgebung von Österreich, Deutschland und Frankreich*. Stuttgart: Enke. (https://archive.org/details/lehrbuchdergeric00kraf)
Krafft-Ebing, R. v. (1877). Ueber gewisse Anomalien des Geschlechtstriebs und die klinisch-forensische Verwerthung derselben als eines wahrsheinlich functionellen Degenerationszeichens des centralen Nerven-Systems. *Archiv für Psychiatrie und Nervenkrankheiten* 7(3): 291-312.
Krafft-Ebing, R. v. (1894). *Psychopathia sexualis, mit besonderer Berücksichtigung der conträren Sexualempfindung. Eine klinisch-forensische Studie*. Stuttgart: Enke. (https://archive.org/details/psychopathiasexu00kraf)
Kripke, S. A. ([1972] 1980). *Naming and Necessity*. Cambridge, MA: Harvard University Press.（S・A・クリプキ『名指しと必然性』八木沢敬・野家啓一訳、産業図書、1985 年）
久保紘章（1998）.「セルフヘルプ・グループとは何か」、久保紘章・石川到覚編『セルフヘルプ・グループの理論と展開』中央法規出版、2-10 頁
熊谷晋一郎（2009）.『リハビリの夜』医学書院

熊谷晋一郎編（2017）.『みんなの当事者研究』（『臨床心理学』増刊 9 号）

黒木俊秀（2011）.「うつ病の神経生物学の潮流——ポストモノアミン仮説のディメンジョン」、神庭重信・内海健編『「うつ」の構造』弘文堂、124-51 頁

黒木俊秀（2014）.「精神科診断におけるディメンジョン的アプローチとは何だろうか？」『臨床精神病理』35 巻 2 号、179-88 頁

Kuehn, M.（1987）. *Scottish Common Sense in Germany, 1768-1800: A Contribution to the History of Critical Philosophy*. Montreal: McGill-Queen's University Press.

Kupfer, D. J., First, M. B., & Regier. D. A.（eds.）（2002）. *A Research Agenda for DSM-V*. Washington, DC: American Psychiatric Association.（D・J・クッファー、M・B・ファースト、D・A・レジエ編『DSM-V 研究行動計画』黒木俊秀・松尾信一郎・中井久夫訳、みすず書房、2008 年）

Kutchins, H., & Kirk, S. A.（1997）. *Making Us Crazy: DSM; The Psychiatric Bible and the Creation of Mental Disorders*. New York: Free Press.（H・カチンス、S・A・カーク『精神疾患はつくられる—— DSM 診断の罠』高木俊介・塚本千秋訳、日本評論社、2002 年）

Laharie, M.（1991）. *La folie au Moyen Âge: XIe-XIIIe siècles*. Paris : Le Léopard d'Or.（M・ラアリー、『中世の狂気——十一〜十三世紀』濱中淑彦監訳、人文書院、2010 年）

Lee, K.（2013）. *Reading Descartes Otherwise: Blind, Mad, Dreamy, and Bad*. New York: Fordham University Press.

Leupoldt, J. M.（1837）. *Lehrbuch der Psychiatrie*. Leipzig: Leopold Voss.（https://books.google.co.jp/books?id=WZc_AAAAcAAJ）.

Lilienfeld, S. O., & Treadway, M. T.（2016）. Clashing Diagnostic Approaches: DSM-ICD Versus RDoC. *Annual Review of Clinical Psychology* 12: 435-63.

Linnaeus, C.（[1759] 1763）. *Genera Morborum*.（https://books.google.co.jp/books?id=ZIMZAAAAYAAJ）

Locke, J.（[1690] 1988）. *The Two Treatises of Civil Government*. Edited and with introduction by P. Laslett. Cambridge: Cambridge University Press.（J・ロック『完訳統治二論』加藤節訳、岩波文庫、2010 年）

Locke, J.（[1700] 1979）. *An Essay Concerning Human Understanding*. 1689, 4th ed. 1700. Edited with a forward by P. H. Nidditch. Oxford: Oxford University Press.（J・ロック『人間知性論』大槻春彦訳、岩波文庫、1972-77 年）

（引用箇所は巻、章、節を数字で示す）
Maine de Biran. ([1811] 1984). *Œuvres*, Tome VI. *Rapports du physique et du moral de l'homme* (*Mémoire de Copenhague 1811*). Édité par F. C. T. Moore. Paris: Vrin.（メーヌ・ド・ビラン『人間の身体と精神の関係――コペンハーゲン論考 1811 年』掛下栄一郎監訳、早稲田大学出版会、1997 年）
牧口一二（1986）.「当事者運動とボランティア」、右田紀久恵・岡本栄一編『ボランティア活動の実践』中央法規出版、292-306 頁
丸山高司（1998）.「理解」、『岩波 哲学・思想事典』岩波書店、1667-68 頁
松本ちひろ・丸田敏雅・飯森眞喜雄（2012）「DSM-5 作成の最新動向」『臨床精神医学』41 巻 5 号、527-33 頁
松本博之（2015）.『民事訴訟法の立法史と解釈学』信山社
松嶋健（2014）.『プシコナウティカ――イタリア精神医療の人類学』世界思想社
Mental Health America. (n.d.). Our History. (http://www.mentalhealthamerica.net/our-history)
Mezzina, R. (2014). Community Mental Health Care in Trieste and Beyond: An "Open Door–No Restraint" System of Care for Recovery and Citizenship. *Journal of Nervous and Mental Disease* 202: 440–45.
宮本有紀（2016）.「リカバリーと精神科地域ケア」、石原孝二・河野哲也・向谷地生良編『シリーズ精神医学の哲学 3 精神医学と当事者』東京大学出版会、110-32 頁
Morel, B.-A. (1860). *Traité des maladies mentales.* Paris: Libraire Victoir Masson. (https://openlibrary.org/works/OL15365929W/Traité_des_maladies_mentales)
Morgagni, J. B. (1761). *De sedibus, et causis morborum per anatomen indagatis libri quinque: Dissectiones, et animadversiones, nunc primum editas complectuntur propemodum innumeras, medicis, chirurgis, anatomicis profuturas; Multiplex praefixus est index rerum, & nominum accuratissimus,* Vol. 1. (https://archive.org/details/bub_gb_xVFQJ7NIErUC)
Morgagni, J. B. (1769). *The Seats and Causes of Diseases: Investigated by Anatomy in Five Books,* Vol. 1. Translated by B. Alexander. (https://archive.org/details/seatscausesofdis00morg)
Morris, S. E., & Cuthbert, B. N. (2012). Research Domain Criteria: Cognitive Systems, Neural Circuits, and Dimensions of Behavior. *Dialogues in Clinical Neuroscience* 14(1): 29–37.
Morrison, L. J. (2005). *Talking Back to Psychiatry: The Psychiatric Consum-*

er/Survivor/Ex-Patient Movement. London: Routledge.
森田慎一郎（2007）．「アセスメント」、下山晴彦編『認知行動療法――理論から実践的活用まで』金剛出版、60–72 頁
本林良章（2014）．「共通感覚の現象学」（博士論文、神戸大学）（http://www.lib.kobe-u.ac.jp/infolib/meta_pub/G0000003kernel_D1006015）
向谷地生良（2002）．「なぜ「研究」という形をとるのか――自分を研究することの意味とは？」『精神看護』5 巻 1 号、44 頁（浦河べてるの家（2002）に再録）
向谷地生良（2008）．『べてるな人々 第 1 集』一麦出版社
向谷地生良（2009a）．『統合失調症を持つ人への援助論』金剛出版
向谷地生良（2009b）．『技法以前――べてるの家のつくりかた』医学書院
向谷地生良・浦河べてるの家（2006）．『安心して絶望できる人生』日本放送出版協会
Müller, F. C. (1889). *Psychopathologie des Bewusstseins: Für Aerzte und Juristen Bearbeitet*. Leipzig: A. Abel. (https://archive.org/details/psychopathologie00ml)
村井俊哉（2014）．『精神医学の実在と虚構』日本評論社
Nagel, T. (1974). What Is It Like to Be a Bat? *Philosophical Review* 83(4): 435–50.（T・ネーゲル「こうもりであるとはどのようなことか」、『こうもりであるとはどのようなことか』永井均訳、勁草書房、1989 年、258–82 頁）
中畑正志（2014）．「『魂について』補注 B」、『アリストテレス全集 7』岩波書店、182–87 頁
中村克己（1948）．「心理學におけるオペレーショニズムの諸問題」『心理学研究』19(2): 65–75.
中村雄二郎（[1979] 2000）．『共通感覚論』岩波書店
中根成寿（2010）．「「私」は「あなた」にわかってほしい――「調査」と「承認」の間で」、宮内洋・好井裕明編『〈当事者〉をめぐる社会学――調査での出会いを通して』北大路書房、105–20 頁
中西正司・上野千鶴子（2003）．『当事者主権』岩波新書
西園昌久（2009）．「まえがき」、西園昌久編『SST の技法と理論』金剛出版、3–6 頁
Neul, J. L., Kaufmann, W. E., Glaze, D. G., Christodoulou, J., Clarke, A. J., Bahi-Buisson, N., Leonard, H., Bailey, M. E. S., Schanen, N. C., Zappella, M., Renieri, A., Huppke, P., & Percy, A. K. for RetSearch Consortium. (2010). Rett Syndrome: Revised Diagnostic Criteria and Nomenclature. *Annals of*

Neurology 68(6): 944-50.
New Freedom Commission on Mental Health. (2003). *Achieving the Promise: Transforming Mental Health Care in America; Final Report.* DHHS Pub. No. SMA-03-3832.
NHS England. (n.d.). Average Daily Available and Occupied Beds Timeseries. (https://www.england.nhs.uk/statistics/statistical-work-areas/bed-availability-and-occupancy/bed-data-overnight/)
NIMH. (2008). *NIMH Strategic Plan.* (https://www.nimh.nih.gov/about/strategic-planning-reports/nimh-strategic-plan-2008.pdf 2013 年 9 月 15 日取得)
NIMH. (2011). NIMH Research Domain Criteria (RDoC), Draft 3.1. (http://www.nimh.nih.gov/research-funding/rdoc/nimh-research-domain-criteria-rdoc.shtml 2012 年 10 月 8 日取得)
NIMH. (2015). *National Institute of Mental Health Strategic Plan for Research.* (https://www.nimh.nih.gov/about/strategic-planning-reports/index.shtml)
新田絹子 (1972).「わたしたちは人形じゃない」『朝日ジャーナル』14 巻 47 号、52-53 頁 (http://www.arsvi.com/1900/7211nk.htm)
二宮陸雄 (1993).『ガレノス——霊魂の解剖学』平河出版社
西村由貴 (2006).「呼称変更で病名告知の実態は変わったか？—— 3 年間の追跡結果」『精神神経学雑誌』108 号、50-56 頁
小田晋 (1990).『東洋の狂気誌』思索社
OED (Oxford English Dictionary). (2018). 3rd ed. Oxford University Press.
Olson, M., Seikkula, J., & Ziedonis, D. (2014). The Key Elements of Dialogic Practice in Open Dialogue. September 2, 2014. Version 1.1. (https://www.umassmed.edu/globalassets/psychiatry/open-dialogue/keyelementsv1.109022014.pdf) (「オープンダイアローグにおける対話実践の基本要素——よき実践のための基準」山森裕毅・篠塚友香子訳 http://umassmed.edu/globalassets/psychiatry/open-dialogue/japanese-translation.pdf)
大熊一夫 (2009).『精神病院を捨てたイタリア 捨てない日本』岩波書店
岡田靖雄 (2002).『日本精神科医療史』医学書院
Okamoto, T. (2004). Percy Williams Bridgman and the Evolution of Operationalism. (博士論文、東京大学) (http://hdl.handle.net/2261/40225)
岡本拓司 (2014).『科学と社会——戦前期日本における国家・学問・戦争の諸相』サイエンス社
岡崎祐士 (2014).「統合失調症の過去・現在・未来」、福田正人・糸川昌成・

村井俊哉・笠井清登編『統合失調症』医学書院、3-7 頁
大槻真一郎（1988）.「ヒポクラテス全集とその医学について」、大槻真一郎翻訳・編集責任『ヒポクラテス全集 3』エンタープライズ、436-546 頁
Parnas, J., & Sass, L. A. (2008). Varieties of "Phenomenology": On Description, Understanding, and Explanation in Psychiatry. In K. S. Kendler & J. P. Parnas (eds.), *Philosophical Issues in Psychiatry: Explanation, Phenomenology, and Nosology*. Baltimore: Johns Hopkins University Press, pp. 239-85.
Pinel, P. (1800). *Traité médico-philosophique sur l'aliénation mentale, ou La manie*. Paris: Richard, Caille et Ravier. (http://gallica.bnf.fr/ark:/12148/bpt6k432033)（P・ピネル『精神病に関する医学＝哲学論』影山任佐訳、中央洋書出版部、1990 年）
Pinel, P. (1807). *Nosographie philosophique, ou La Méthode de l'analyse appliquée à la médecine*. Paris: J. A. Brosson. (https://archive.org/details/nosographiephilo001pine)
Plato. (1902a). *Respublica*. In J. Burnet (ed.), *Platonis Opera*, IV. Oxford: Oxford University Press.（プラトン『国家』上・下、藤沢令夫訳、岩波書店、1979 年）
Plato. (1902b). *Timaeus*. In J. Burnet (ed.), *Platonis Opera*, IV. Oxford: Oxford University Press.（プラトン「テイマイオス」種山恭子訳、『プラトン全集 12』岩波書店、1975 年）
Pow, J. L., Baumeister, A. A., Hawkins, M. F., Cohen, A. S., & Garand, J. C. (2015). Deinstitutionalization of American Public Hospitals for the Mentally Ill before and after the Introduction of Antipsychotic Medications. *Harvard Review of Psychiatry* 23(3): 176-87.
Putnam, H. (1975). The Meaning of "Meaning". In *Mind, Language and Reality*. Cambridge: Cambridge University Press, pp. 215-71.
Ramirez, J. L., Alberti, E., Kottwitz, C., & Floura, K. (2013). Recovery and Resiliency. Transforming from the Hospital to the Community. In K. Yeager, D. Cutler, D. Svendsen, & G. M. Sills (eds.), *Modern Community Mental Health: An Interdisciplinary Approach*. Oxford: Oxford University Press, pp. 119-35.
Rather, L. J. (1959). Toward a Philosophical Study of the Idea of Disease. In C. M. Brooks & P. F. Cranefield (eds.), *The Historical Development of Physiological Thought: A Symposium Held at the State University of New*

York Downstate Medical Center. New York: Hafner, pp. 351–73.
Rauer, C. (2007). *Wahn und Wahrheit Kants: Auseinandersetzung mit dem Irrationalen*. Berlin: Akademie Verlag.
Regier, D. A. (2007). Dimensional Approaches to Psychiatric Classification: Refining the Research Agenda for DSM-V; An Introduction. *International Journal of Methods in Psychiatric Research* 16: S1–S5.
Reil, J. C. (1808). Ueber den Begriff der Medicin und ihre Verzweigungen, besonders in Beziehung auf die Berichtigung der Topik der Psychiaterie. In J. C. Reil & J. C. Hoffbauer (eds.), *Beyträge zur Beförderung einer Kurmethode auf psychischem Wege*. Halle, pp. 161–279. (http://reader.digitale-sammlungen.de/resolve/display/bsb10474166.html)（161–66 頁の部分訳と解説が、濱中淑彦『記述的精神病理学の黎明――エスキロールとその時代』中山書店、2010 年、219–44 頁に付録として収録されている。）
Reil, J. C. (1816). *Entwurf einer allgemeinen Therapie*. Halle. (http://reader.digitale-sammlungen.de/resolve/display/bsb10474172.html)
Rett, A. (1966). Über ein eigenartiges hirnatrophisches Syndrom bei Hyperammonämie im Kindesalter. *Wiener Medizinische Wochenschrift* 116: 723–26.
Robins, E., & Guze, S. B. (1970). Establishment of Diagnostic Validity in Psychiatric Illness. *American Journal of Psychiatry* 126(7): 983–87.
Rosenhan, D. L. (1973). Being Sane in Insane Places. *Science* 179(4070): 250–25.
Rounsaville, B., Alarcon, R. D., Andrews, G., Jackson, J. S., Kendell, R. E., & Kendler, K. (2002). Basic Nomenclature Issues for DSM-V. In D. J. Kupfer, M. B. First, & D. A. Regier (eds.), *A Research Agenda for DSM-V*. Washington, DC: American Psychiatric Association, pp. 1–29.（B・J・ランサヴィル、R・D・アラルコン、G・アンドルーズ、J・S・ジャクソン、R・E・ケンデル、K・ケンドラー「DSM-V における分類命名法の基本」、D・J・クッファー、M・B・ファースト、D・A・レジエ編『DSM-V 研究行動計画』黒木俊秀・松尾信一郎・中井久夫訳、みすず書房、2008 年、14–49 頁）
斎藤環著・訳（2015).『オープンダイアローグとは何か』医学書院
坂部恵（[1967] 2006a).「「視霊者の夢」の周辺」、『坂部恵集 1』岩波書店、81–145 頁
坂部恵（[1985] 2006b).「視霊者の夢」、『坂部恵集 1』岩波書店、339–65 頁

榊原哲也（2009）．『フッサール現象学の生成――方法の成立と展開』東京大学出版会

SAMHSA (Center for Mental Health Services, Substance Abuse and Mental Health Services Administration, US Department of Health and Human Services). (2011). "Consumer Operated Services: Evidence". Evidence-Based Practices KITs. (http://store.samhsa.gov/product/Consumer-Operated-Services-Evidence-Based-Practices-EBP-KIT/SMA11-4633CD-DVD)

Sauvages, F. B. d. (1731). *Nouvelles classes de maladies qui dans un ordre semblable à celui des botanistes, comprennent les genres & les éspeces de toutes les maladies avec leurs signes & leurs indications.* Avignon: d'Avanville. (http://digital.bib-bvb.de/webclient/DeliveryManager?custom_att_2=simple_viewer&pid=3398880)

Sauvages, F. B. d. ([1763] 1768). *Nosologia methodica sistens morborum classes, juxtà Sydenhami mentem & botanicorum ordinem,* Vol. 1. Amsterdam. (https://archive.org/details/nosologiamethodi01bois)

Schopler, E., Rutter, M., & Chess, S. (1979). Change of Journal Scope and Title. *Journal of Autism and Developmental Disorders* 9(1): 1-10.

Scull, A. (2015). *Madness in Civilization: A Cultural History of Insanity from the Bible to Freud, from the Madhouse to Modern Medicine.* London: Thames & Hudson.

Seikkula, J. (2011). Becoming Dialogical: Psychotherapy or a Way of Life? *Australian and New Zealand Journal of Family Therapy* 32(3): 179-93.

Seikkula, J., Aaltonen, J., Alakare, B., Haarakangas, K., Keränen, J., & Sutela, M. (1995). Treating Psychosis by Means of Open Dialogue. In I. S. Friedman (ed.), *The Reflective Team in Action.* New York, London: Guilford Press, chap. 3.

Seikkula, J., Aaltonen, J., Alakare, B., Haarakangas, K., Keranen, J., & Lehtinen, K. (2006). Five-Year Experience of First-Episode Nonaffective Psychosis in Open-Dialogue Approach: Treatment Principles, Follow-Up Outcomes, and Two Case Studies. *Psychotherapy Research* 16(2): 214-28.

Seikkula, J., Aaltonen, J., Kalla, O., Saarinen, P., & Tolvanen, A. (2013). Couple Therapy for Depression in a Naturalistic Setting in Finland: A 2-Year Randomized Trial. *Journal of Family Therapy* 35(3): 281-302.

Seikkula, J., Alakare, B., & Aaltonen, J. (2001). Open Dialogue in Psychosis I:

An Introduction and Case Illustration. *Journal of Constructivist Psychology* 14(4): 247–65.

Seikkula, J., & Arnkil, T. E. (2006). *Dialogical Meetings in Social Networks.* London: Karnac. (J・セイックラ、T・E・アーンキル『オープンダイアローグ』高木俊介・岡田愛訳、日本評論社、2016年)

Seikkula, J., & Olson, M. E. (2003). The Open Dialogue Approach to Acute Psychosis: Its Poetics and Micropolitics. *Family Process* 42(3): 403–18.

Seneca. (1935). *De Beneficiis. Moral Essays Volume III with an English Translation by John W. Basore.* Cambridge, MA: Harvard University Press. (セネカ「恩恵について」小川正廣訳、『セネカ哲学全集2』岩波書店、2006年、165–482頁)

Seneca. (1962). *Ad Lucilium Epistulae Morales with an English Translation by Richard M. Gummere,* Vol. III. Cambridge, MA: Harvard University Press. (セネカ『道徳書簡集(全)——倫理の手紙集』茂手木元蔵訳、東海大学出版会、1992年;セネカ『倫理書簡集』高橋宏幸・大芝芳弘訳、『セネカ哲学全集5・6』岩波書店、2005年)

シャー, S (2015).『人類50万年の闘い——マラリア全史』夏野徹也訳、太田出版

下山晴彦 (2011).「認知行動療法とは何か」、下山晴彦編『認知行動療法を学ぶ』金剛出版、14–33頁

清水里香 (2001).「被害妄想との出会いと自立」、『精神看護』4巻6号、31–34頁

四宮鉄男 (2002).『ベリー・オーディナリー・ピープル とても普通の人たち——北海道浦河べてるの家から』北海道新聞社

Shorter, E. (2005). *A Historical Dictionary of Psychiatry.* Oxford: Oxford University Press. (E・ショーター『精神医学歴史事典』江口重幸・大前晋監訳、みすず書房、2016年)

Slater, M. H., & Borghini, A. (2011). Introduction: Lessons from the Scientific Butchery. In J. K. Campbell, M. O'Rourke, & M. H. Slater (eds.), *Carving Nature at Its Joints: Natural Kinds in Metaphysics and Science.* Cambridge, MA: MIT Press, pp. 1–32.

Smith, L. D. (2007). *Lunatic Hospitals in Georgian England, 1750–1830.* London: Routledge.

Spitzer, R. L., Endicott, J., & Robins, E. (1975). Clinical Criteria for Psychiatric Diagnosis and DSM-III. *American Journal of Psychiatry* 132(11): 1187–92.

Spitzer, R. L., & Endicott, J. (1978). Medical and Mental Disorder: Proposed Definition and Criteria. In R. L. Spitzer & D. F. Klein (eds.), *Critical Issues in Psychiatric Diagnosis*. New York: Raven Press, pp. 15–39.

Spitzer, R. L., Endicott, J., & Robins, E. (1978). Research Diagnostic Criteria: Rationale and Reliability. *Archives of General Psychiatry* 35(6): 773–82.

Spitzer, R. L., & Wakefield, J. C. (1999). DSM-IV Diagnostic Criterion for Clinical Significance: Does It Help Solve the False Positives Problem? *American Journal of Psychiatry* 156(12): 1856–64.

Staddon, P. (ed.) (2013). *Mental Health Service Users in Research: Critical Sociological Perspectives*. Bristol: Policy Press.

Stanghellini, G. (2004). *Disembodied Spirits and Deanimated Bodies: The Psychopathology of Common Sense*. Oxford: Oxford University Press.

Stein, D. J., Phillips, K. A., Bolton, D., Fulford, K. W. M., Sadler, J. Z., & Kendler, K. S. (2010). What Is a Mental/ Psychiatric Disorder?: From DSM-IV to DSM-V. *Psychological Medicine* 40(11): 1759–65.

Stengel, E. (1959). Classification of Mental Disorders. *Bulletin of the World Health Organization* 21: 601–63.

杉岡良彦（2014）．『哲学としての医学概論――方法論・人間観・スピリチュアリティ』春秋社

杉野昭博（2007）．『障害学――理論形成と射程』東京大学出版会

Swedenborg, E. ([1749–1756] 2009). *Arcana Coelestia. Translated by John Clowes. Revised and Edited by John Faulkner Potts.* (http://www.swedenborg.com/emanuel-swedenborg/writings/rse-downloads/)

Sydenham, T. ([1676] 1844). *Observationes Medicae Circa Morborum Acutorum Historiam et Curationem*. In G. H. Greenhl (ed.), *Opera Omnia*, London: Sydenham Society (https://archive.org/details/thomaesydenhammd00sydeuoft)

Sydenham, T. (1848). *Medical Observations Concerning the History and the Cure of Acute Diseases*. Translated by R. G. Latham. In *The Work of Thomas Sydenham, M. D.*, Vol. 1. London: Sydenham Society. (https://archive.org/details/worksofthomassyd01sydeiala)

Szasz, T. S. ([1961] 1974). *The Myth of Mental Illness: Foundations of a Theory of Personal Conduct*. rev. ed. New York: HarperCollins, Harper Perennial ed., 2010.（T・S・サズ『精神医学の神話』河合洋・野口昌也・畑俊治・高瀬守一朗・佐藤一守・尾崎新訳、岩崎学術出版社、1975 年）

Szasz, T. S. (2009). *Antipsychiatry: Quackery Squared*. New York: Syracuse University Press.

武田雅俊 (2017).「精神医学の守備範囲」『精神神経学雑誌』119 巻 5 号、239 頁

Tamminga, C. A., Pearlson, G., Keshavan, M., Sweeney, J., Clementz, B., & Thaker, G. (2014). Bipolar and Schizophrenia Network for Intermediate Phenotypes: Outcomes across the Psychosis Continuum. *Schizophrenia Bulletin* 40: S131–S137.

谷徹 (2002).『これが現象学だ』講談社現代新書.

Tatossian, A. ([1979] 2002). *La phénoménologie des psychoses*, 3rd ed. Le Cercle Hérméneutique.（A・タトシアン『精神病の現象学』小川豊昭・山中哲夫訳、みすず書房、1998 年）

Taylor, F. K. (1979). *The Concepts of Illness, Disease and Morbus*. Cambridge: Cambridge University Press.

Taylor, F. K. (1982). Sydenham's Disease Entities. *Psychological Medicine* 12: 243–50.

Tieleman, T. (2003). *Chrysippus'* On Affections: *Reconstruction and Interpretation*. Leiden: Brill.

Torrey, E. F., Fuller, D. A., Geller, J., Jacobs, C., & Ragosta, K. (2012). *No Room at the Inn: Trends and Consequences of Closing Public Psychiatric Hospitals 2005–2010*. Treatment Advocacy Center. (http://www.treatmentadvocacycenter.org/storage/documents/no_room_at_the_inn-2012.pdf)

利島保 (2006).「神経心理学の潮流」、利島保編『脳神経心理学』朝倉書店

Tsai, L. Y. (1992). Is Rett Syndrome a Subtype of Pervasive Developmental Disorders?. *Journal of Autism and Developmental Disorders* 22(4): 551–61.

植原亮 (2013).『実在論と知識の自然化――自然種の一般理論とその応用』勁草書房.

浦河べてるの家 (2002).『べてるの家の「非」援助論――そのままでいいと思えるための 25 章』医学書院

浦河べてるの家 (2005).『べてるの家の「当事者研究」』医学書院

ヴァレンスタイン, E・S ([1998] 2008).『精神疾患は脳の病気か？――向精神薬の科学と虚構』功刀浩監訳、中塚公子訳、みすず書房 (E. S. Valenstein, *Blaming the Brain: The Truth about Drugs and Mental Health*.

New York: Free Press, 2008.)

ヴィーコ, G ([1744] 2007). 『新しい学』上村忠男訳、法政大学出版局 (Vico, La Scienza Nuova. 1744. http://www.ispf-lab.cnr.it/2015_101.pdf)

Vieta, E., & Phillips, M. L. (2007). Deconstructing bipolar disorder: A critical review of its diagnostic validity and a proposal for DSM-V and ICD-11. *Schizophrenia Bulletin* 33(4): 886–92.

Virchow, R. (1847). Ueber die Standpunkte in der wissenschaftlichen Medicin. *Archiv für pathologische Anatomie und Physiologie und für klinische Medicin* 1(1): 3–19.

Virchow, R. (1849). Die naturwissenschaftliche Methode und die Standpunkte in der Therapie. *Archiv für pathologische Anatomie und Physiologie und für klinische Medicin* 2(1): 3–37.

Virchow, R. L. K. (1895). *Hundert Jahre allgemeiner Pathologie*. Berlin: August Hirschwald.

Vogel-Scibilia, S., & Frese, F. (2013). Consumer-Professional Partnership during the Recovery Era. In K. Yeager, D. Cutler, D. Svendsen, & G. M. Sills (eds.), *Modern Community Mental Health: An Interdisciplinary Approach*. Oxford: Oxford University Press, pp. 185–99.

Volkmar, F. R., & Reichow, B. (2013). Autism in DSM-5: Progress and Challenges. *Molecular Autism* 4: 13.

Wakefield, J. C. (1992a). The Concept of Mental Disorder: On the Boundary between Biological Facts and Social Values. *American Psychologist* 47(3): 373–88.

Wakefield, J. C. (1992b). Disorder and Harmful Dysfunction: A Conceptual Critique of DSM-III-R's Definition of Mental Disorder. *Psychological Review* 99(2): 232–47.

Wakefield, J. C. (1993). Limits of Operationalization: A Critique of Spitzer and Endicott's (1978) Proposed Operational Criteria for Mental Disorder. *Journal of Abnormal Psychology* 102(1): 160–72.

Wakefield, J. C. (1997). Diagnosing DSM-IV (II). Eysenck (1986) and the Essentialist Fallacy. *Behaviour Research and Therapy* 35(7): 651–65.

Wakefield, J. C. (1999). Mental Disorder as a Black Box Essentialist Concept. *Journal of Abnormal Psychology* 108(3): 465–72.

Wakefield, J. C. (2000). Aristotle as Sociobiologist: The "Function of a Human Being" Argument, Black Box Essentialism, and the Concept of Mental

Disorder. *Philosophy, Psychiatry and Psychology* 7(1): 17–44.
Wakefield, J. C. (2007). The Concept of Mental Disorder: Diagnostic Implications of the Harmful Dysfunction Analysis. *World Psychiatry* 6(3): 149–56.
渡邉博幸（2013）．「病期ごとの治療の進め方」、日本統合失調症学会監修、福田正人・糸川昌成・村井俊哉・笠井清登編『統合失調症』医学書院、478–86頁
Wernicke, C. ([1874] 1974). *Der aphasische Symptomencomplex: Eine psychologische Studie auf anatomischer Basis*. Berlin: Springer.
Westphal, C. (1870). Die conträre Sexualempfindung. Symptom eines neuropathischen (psychopathiscien) Zustandes. *Archiv für Psychiatrie und Nervenkrankheiten* 2: 73–108.
WHO (World Health Organization). (1948). (ICD-6). Manual of the International Statistical Classification of Diseases, Injuries, and Causes of Death: Sixth Revision of the International Lists of Diseases and Causes of Death. *Bulletin of the World Health Organization*, Supplement 1.
WHO. (1953). The Community Mental Hospital: Third Report of the Expert Committee on Mental Health. *World Health Organization Technical Report Series* 73. World Health Organization.
WHO. (1967). (ICD-8). *Manual of the International Statistical Classification of Diseases, Injuries, and Causes of Death: Based on the Recommendations of the Eighth Revision Conference, 1965, and Adopted by the Nineteenth World Health Assembly*. World Health Organization.
WHO. (1992). *The ICD-10 Classification of Mental and Behavioural Disorders: Clinical Descriptions and Diagnostic Guidelines*. (http://www.who.int/classifications/icd/en/bluebook.pdf)（『ICD–10 精神および行動の障害 臨床記述と診断ガイドライン 新訂版』、融道男・中根允文・小見山実・岡崎祐士・大久保善朗監訳、医学書院、2005年）
八木剛平（2013）．「ロボトミー・精神外科・ニューロエシックス――いわゆる内因精神病に対する治療思想の視点から」、中谷陽二・岡田幸之責任編集『シリーズ生命倫理学9 精神科医療』丸善出版、62–84頁
矢原隆行（2008）．「「会話についての会話」というシステム」、矢原隆行・田代順編『ナラティヴからコミュニケーションへ――リフレクティング・プロセスの実践』弘文堂
山崎真也（2009）．「精神科診断において操作的診断基準は信頼性問題を解決し

たか」『医学哲学 医学倫理』27号、79-88頁
山崎真也（2010).「精神疾患は自然種たりうるか」（科学基礎論学会2010年度総会と講演会講演要旨）(http://phsc.jp/dat/rsm/20100613c3.pdf)
山澤涼子（2009).「精神病未治療期間（DUP）と初回エピソード統合失調症」、水野雅文責任編集『統合失調症の早期診断と早期介入』中山書店、88-95頁
Zachar, P. (2014). Beyond Natural Kinds: Toward a "Relevant" and "Scientific" Taxonomy in Psychiatry. In H. Kincaid & J. Sullivan (eds.), *Classifying Psychopathology: Mental Kinds and Natural Kinds*. Cambridge, MA: MIT Press, pp. 75-104.
ザネッティ，M、パルメジャーニ，F（2016).『精神病院のない社会をめざして——バザーリア伝』鈴木鉄忠・大内紀彦訳、岩波書店、2006年